医院内部控制规范操作指南

刘倩 等 编著

中国财经出版传媒集团

中国财政经济出版社

图书在版编目（CIP）数据

医院内部控制规范操作指南／刘倩等编著. --北京：
中国财政经济出版社，2021.5
ISBN 978 - 7 - 5223 - 0479 - 3

Ⅰ.①医…　Ⅱ.①刘…　Ⅲ.①医院 - 管理体制 - 指南
Ⅳ.①R197.32 - 62

中国版本图书馆 CIP 数据核字（2021）第 060382 号

责任编辑：武志庆　　　　　　　　责任校对：张　凡
封面设计：智点创意　　　　　　　责任印制：党　辉

医院内部控制规范操作指南
YIYUAN NEIBU KONGZHI GUIFAN CAOZUO ZHINAN

中国财政经济出版社 出版

URL：http://www.cfeph.cn
E - mail：cfeph@ cfeph.cn

（版权所有　翻印必究）

社址：北京市海淀区阜成路甲 28 号　邮政编码：100142
营销中心电话：010 - 88191522
天猫网店：中国财政经济出版社旗舰店
网址：https://zgczjjcbs.tmall.com
北京鑫海金澳胶印有限公司印刷　各地新华书店经销
成品尺寸：185mm×260mm　16 开　15.75 印张　383 000 字
2021 年 5 月第 1 版　2021 年 5 月北京第 1 次印刷
定价：72.00 元
ISBN 978 - 7 - 5223 - 0479 - 3
（图书出现印装问题，本社负责调换，电话：010 - 88190548）
本社质量投诉电话：010 - 88190744
打击盗版举报热线：010 - 88191661　QQ：2242791300

前　言

　　推进行政事业单位内部控制建设，有利于规范行政事业单位内部经济和业务活动，强化对内部权力运行的制约，防止内部权力滥用，建立健全科学高效的制约和监督体系，促进单位公共服务的效能和内部治理水平不断提高，为实现国家治理体系和治理能力现代化奠定坚实基础并提供有力保障。

　　内部控制建设因行业而异，在医疗卫生行业，随着国家医疗体制改革进入深水区、医疗市场竞争的日益加剧，国家对公立医院的管控力度不断加强和信息披露要求日益提高，对医院内部控制与管理工作提出了更新更高的要求。同时，医院事关民生，内控建设显得尤为重要。医疗行业较其他行业具有知识技术密集、难度大，耗材占比高，公益服务等特点，有效的内部控制对确保医院经济运行、保障病人权益、提升医院竞争力具有极为重要的意义。新医改形势的呼唤，公立医院从"不差钱"到"差钱"时代的到来，医院管理逐步走向精细化。封堵经营过程中的风险漏洞，防范经济财务风险，提高经济效益，成为摆在医院面前不可逾越的"坎"。内部控制必然成为医院重要的精细化管控工具和方法。

　　为深入推进医院管理科学化、规范化和精细化的进程，建立有章可循、按章办事、规范高效的管理体制，夯实内部控制基础，建立"以预算管理为主线、以资金管控为核心"的内部控制体系，作者编写了本操作指南。本书作为医院内部控制建设与实施的参考用书，具有以下几个方面的意义：

　　1. 通过建立适合医院实际情况的内部控制体系，梳理各类经济活动的业务流程、明确业务环节、系统分析经济活动风险、确定风险点、选择风险应对策略等措施，充分利用内部控制"使其不能腐"的作用机理，使内部控制成为预防贪污腐败的有效手段。

　　2. 通过对事前、事中、事后的全程控制，确保各级干部职工遵守有关法律法规，增强法制观念和道德意识，使内部控制成为保护干部职工的有效工具。

　　3. 通过内部控制建设，重新审视和梳理现行的各项管理制度，进一步创新管理机制，强化、优化管理措施，提高及时发现和有效处置风险的能力，破解存在的内部监管薄弱的问题，全面提升内部管理水平。

4. 通过学习、培训内部控制风险管理工作，培育和塑造良好的内部控制风险管理文化，树立正确的内部控制风险管理理念，增强职工内部控制风险管理意识，将内部控制风险管理意识转化为职工的共同认识和自觉行动，促进单位建立系统、规范、高效的内部控制风险管理机制。

本书基于《行政事业单位内部控制规范（试行）》的政策要求，结合医院主要经济业务特点编写。本书内容包括4章：第1章为《医院内部控制规范操作指南》概述，介绍了内控操作指南编制目的及意义、依据及原则、使用范围等；第2章为风险评估与控制，从理论层面上系统剖析风险评估的概念及方法、风险类别及控制方法等；第3章为单位层面内部控制，包括工作机制、关键岗位责任制等；第4章为业务层面内部控制，包括但不限于预算管理、收支管理、资产管理、政府采购、合同管理等经济活动的内部控制等内容。

本书由刘倩编著，李英铭、尚涛、何小馨、李志涛、张雯、王红梅、展向东参与编写工作。具体分工如下：刘倩撰写前言；尚涛编写第1章、第2章；何小馨、李志涛编写第3章；刘倩、李英铭、张雯、王红梅、展向东编写第4章；刘倩负责全书的体系结构构建和统编工作。

本书难免存在疏漏之处，恳请广大读者批评指正。

作者

目　录

第1章 《医院内部控制规范操作指南》概述

为深入推进医院管理科学化、规范化和精细化的进程，建立有章可循、按章办事、规范高效的管理体制，夯实内部控制之基础，并加强廉政风险防控机制建设，贯彻落实财政部《行政事业单位内部控制规范（试行）》（财会〔2012〕21号，以下简称《内控规范》）、《关于全面推进行政事业单位内部控制建设的指导意见》（财会〔2015〕24号）、《行政事业单位内部控制报告管理制度（试行）》（财会〔2017〕1号）要求，建立"以预算管理为主线、以资金管控为核心"的内部控制体系，作者组织编写了本书。

1.1 本书编写目的及意义

本书是构建医院内部控制体系并保障其运行的实施规范，可作为医院建立、执行、评价及验证内部控制的依据。本书的编写具有以下几个目的与意义：

1.1.1 规范经济业务流程，提高内部管理水平

根据《内控规范》要求，结合医院经济活动特点，充分考虑工作管理需求，对预算业务、收支业务、采购业务、资产业务、合同业务、工程项目等六个方面的基本业务流程进行规范，做到经济行为有章可循，确保经济活动合法合规。

1.1.2 控制经济活动风险，有效防范舞弊和预防腐败

将制衡机制嵌入医院内部控制管理当中，提升医院自我监督和约束能力，实现对经济活动风险控制的"关口前移"。建立风险评估机制，根据医院内部和外部环境变化情况，结合管理需求，定期或不定期地对经济活动风险进行识别与应对，有效防范舞弊和预防腐败。

1.1.3 形成管控合力，提高财政资金使用绩效

通过建立"以预算管理为主线、以资金管控为核心"的预算管理体系，实现对整个医院经济活动的全方位、全过程管理。将预算管理与资产管理、采购管理、财务管理、合同管理等经济活动有机结合，形成管控合力，有效优化资源配置，充分发挥资产效能，提高医院资金的整体使用绩效。

1.1.4 合理保证财务信息真实完整

按照《内控规范》的要求加强会计核算和预算、决算管理，确保财务信息真实完整，

并且强化财务信息分析和结果运用，为外部监管和内部管理提供信息支持。

1.1.5　提高公共服务的效率和效果

在实现上述目标的基础上，积极履行政府职能，努力提高公立医院职责范围内公共服务效率和效果。

1.2　本书编写依据及原则

1.2.1　编写依据

《医院内部控制规范操作指南》的编写，主要依据以下制度：

（1）财政部颁布的《行政事业单位内部控制规范（试行）》（财会〔2012〕21号）。

（2）财政部颁布的《关于全面推进行政事业单位内部控制建设的指导意见》（财会〔2015〕24号）。

（3）财政部印发的《行政事业单位内部控制报告管理制度（试行）》（财会〔2017〕1号）。

（4）××市委、市政府、市财政、市卫计委出台的有关制度：《××市市级预算管理暂行办法》《××市市级行政事业单位国有资产使用管理暂行办法》《××市卫计委差旅费管理办法》《××市卫计委公务接待费管理办法》《××市卫计委医疗设备集中采购规则》《××市医疗卫生机构医用耗材采购管理办法》《服务类项目集中招标采购规则》《工程建设项目集中招标规则》等。

（5）医院管理制度：《全面预算管理制度》《差旅费报销管理办法》《学术会议、培训班及合作带教经费管理办法》《因公出国（境）短期交流进修、学习管理办法》《公务接待管理办法》《外宾接待经费暂行规定》《院长授权审批制度》《固定资产管理制度》《招标采购管理制度》《物资采购管理制度》《医用耗材准入管理制度》《合同管理制度》等。

1.2.2　编写原则

（1）全面性原则。内部控制贯穿医院经济活动的决策、执行和监督的全过程，实现对医院经济活动的全面控制。在范围上，本书内容覆盖预算业务、收支业务、采购业务、资产管理、合同管理和工程项目等重要经济活动；在流程上，内部控制的思想、制衡机制和控制措施渗透到经济活动的决策、执行、监督等各个环节；在人员上，全员参与内控制度的建设和执行，实现了内控制度对单位经济活动的全面控制。

（2）制衡性原则。在医院内部的部门管理、职责分工、业务流程等方面形成相互制约和相互监督的模式。通过将制衡机制嵌入内部管理制度中，使内部管理制度更具针对性和可操作性，实现对风险管控的"关口前移"，有利于堵塞漏洞，消除隐患，真正发挥制度管权、管事、管人的作用。

（3）重要性原则。在全面控制的基础上，关注医院重要经济活动和经济活动中的重大风险。针对可能存在重大风险的环节采取更为严格的控制措施。

（4）适应性原则。内控操作指南应符合国家有关规定和医院的实际情况，并随着外部环境的变化、医院经济活动的调整和管理要求的提高，不断修订和完善。内控体系与医院性质、业务规范、经济活动特点、风险水平以及所处内外环境等相适应相匹配，并且符合成本效益原则的要求，力求取得理想的控制效果。

1.3　本书编写的必要性

1.3.1　提高医院管理水平的要求

内部控制既是一项重要的管理活动，涉及医院经济业务的各个方面，同时也是一项重要的制度安排，是医院管理的基石。随着公共财政体制改革不断深入，特别是中央八项规定实施以来，国有资产的使用与管理已成为社会各界关注的重点，新预算法的颁布更是为各项财经纪律得到有效贯彻落实提供了准绳。内控体系建设就是为了更好地落实各项财经纪律，系统协调、相互衔接各项管理制度。

1.3.2　加强廉政风险防控机制建设的要求

建立内控制度，是从医院内部经济活动风险管控这一角度出发，落实廉政风险防控的要求。内部控制是廉政风险防控的组成部分。内部控制在方向、思路、内容、方法上与中纪委积极推动的廉政风险防控机制建设是基本一致的。要推进廉政建设，就需要从医院经济活动入手，加强风险管控、严格规范权力运行，运用制衡机制堵塞医院经济活动管理中的漏洞，消除隐患。

1.4　本书适用范围

本书涵盖了风险评估与控制、单位层面控制、业务层面控制及内部控制的自我评价与监督等内容，适用于医院的主要经济业务活动。

其中，单位层面建立了内部控制组织架构，制定了单位整体管控模式。业务层面主要包含预算、收入、支出、采购、货币资金、固定资产、无形资产、医用耗材、药品、合同管理、工程项目等方面经济活动的业务流程、岗位设置，并制定了风险控制措施等。

1.5　本书使用说明

本书作为医院构建内部控制体系并保障其运行的实施规范，是医院建立健全内部控制体系的核心。

1.5.1　内部控制操作指南的设计

内控体系建设过程中，财务科主导牵头，各职能科室配合，并在第三方内控专家专业指导下进行设计、编写，经院领导充分讨论，由医院主要负责人批准签发后生效。未经医院统一批准，任何科室不得擅自发布、修改本书内容。

1.5.2　内部控制操作指南的发放

医院财务科确定发放范围，需向外单位提供本书时，须经医院主要负责人批准同意。

1.5.3　内部控制操作指南的执行

各科室须认真组织学习，并在医院各项业务活动中严格执行本书中的相关要求，完善各项控制措施。各科室对内部控制的有效性负责，并对控制失效造成的重大损失承担责任。

1.5.4　内部控制操作指南的监督

医院定期根据本书内容，对内部控制建立与实施情况进行监督检查，评价内部控制的有效性，发现内部控制缺陷，并督促加以改进。

1.5.5　内部控制操作指南的更新

内部控制操作指南生效后，财务科根据国家内部控制的相关规定和要求、内外部环境变化、组织结构变更、内控管理中出现的新问题以及各科室反馈的意见及建议等组织修订，执行全面的定期复核更新制度，由医院相关领导和相关科室讨论后，按程序批准发布执行。各科室对内控操作指南日常使用过程中发现的问题，须书面记录并及时反馈给财务科。

1.6　内部控制局限性

内部控制及风险管理存在其固有的、不可避免的局限性，只能为医院内部控制目标的实现提供合理而非绝对的保证。一般而言，内部控制与风险管理的局限性主要表现为：

1.6.1　风险评估结果的不稳定性

本书中明确的控制措施是基于医院现有的风险评估结果而制定的可用控制措施，然而医院的风险及其评估结果可能发生变化，内部控制操作指南中的控制措施的重要性及其有效性也可能发生改变。

1.6.2　内控人员管理的不规范性

本书中的控制活动可能因人员简单操作差错、人员串通舞弊、管理当局凌驾于内控体系之上以及控制成本效益限制等情况失效，从而无法为医院内部控制有效性以及风险控制提供合理保证。

1.6.3　内控人员质量的参差性

本书中控制措施的实施，依赖于医院职工对措施本身的理解，行使内部控制职能的人员素质不适应岗位要求，或对内部控制措施理解出现偏差等情况，也会影响风险管理与内部控制功能的正常发挥。

1.7　内部控制总体架构

医院的内部控制总体架构分为三个层次：单位层面控制、业务层面控制、内部控制自我评价（见图 1-1）。

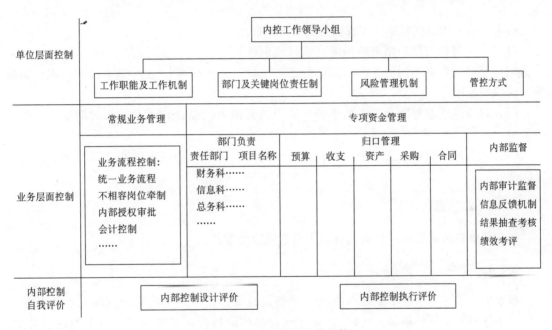

图 1-1　内部控制总体架构

在单位层面控制中，医院建立了内部控制实施工作领导小组，在实施小组领导下，明确医院职能和工作机制，制定部门及关键岗位责任制，建立风险管理机制，并设计相应的管控方式。

在业务层面控制中，对常规经济活动采用流程控制，将制衡机制嵌入业务流程，对其预算管理、资产管理、采购管理、收支管理、合同管理、工程项目管理等活动中存在的风险进行管控。

对于专项资金，医院建立了各项业务"部门负责、归口管理、内部监督"三维控制体系，业务部门负责对本部门内专项资金的纵向流程管控，归口部门或岗位负责对专项资金使用的不同环节进行归口控制，内部监督机构通过制定内部审计流程、建立信息反馈机制、抽查考核、绩效考评等方式对专项资金使用的全过程进行监督。医院通过三维管控体系，确保高质高效地使用专项资金。

在内控自我评价层面中，对内部控制设计合理性和内部控制执行有效性进行评价，不断完善医院内部控制体系。

1.8　相关定义与术语

1.8.1　内部控制

指单位为实现控制目标，通过制定制度、实施措施和执行程序，对经济活动的风险进行防范和管控。

1.8.2　风险

指未来的不确定性对单位实现其运营目标的影响。

（1）影响是指与预期结果的偏离（积极或消极）。

（2）目标可以有不同的方面，如财务、安全。目标同时可以适用于不同的层面，如战略、组织和过程。

（3）风险经常被标注为潜在的事件、后果或者两者的结合，以及他们对期望达成目标的影响。

（4）风险经常被解释为一个事件及其后果的结合，或一个状态的变化以及相关的发生可能性。

1.8.3　风险源

指任何单独或联合的、具有内在潜力引起风险的事件。

1.8.4　事件

指发生或改变一系列情况的事物（一个特定时期内，在一个特定地点所发生的事态）。通常，事件有如下几种解读：（1）一般来说，事件的特性、可能性和后果不能完全可知；（2）事件可以是一个或多个事件，也可以有多个原因造成；（3）与事件相关的可能影响是可以确定的；（4）事件可以由一个或多个未发生的情况组成；（5）有后果的事件有时被称为"事故"；（6）一个未发生损失的事件也可称为"隐患"。

1.8.5　风险类别

由属性相同的多个风险源或事件组成。风险类别反映了在进行风险分析时应该考虑的主要方向。进行风险分析时，通常以风险类别为起点来辨识每一个风险类别内的风险源或事件。随着时间和内外环境的变动，单位通常面临着上千个动态的风险源或事件。但是，这上千个动态的风险源或事件，通常可以归纳成几十个常态的风险类别。

1.8.6　风险识别

指查找单位各业务单元、各项重要经济活动及其重要业务流程中有无风险，有哪些风险。

1.8.7 风险分析

指对辨识出的风险及其特征进行明确的定义描述,分析和描述风险发生可能性的高低、风险发生的条件。

1.8.8 风险评价

指评估风险对单位实现目标的影响程度、风险的价值等。

1.8.9 风险承受度

指单位能够承担的风险限度,包括单位层面风险承受能力和业务层面的可接受风险水平。

1.8.10 风险规避

指单位对超出风险承受度的风险,通过放弃或者停止与该风险相关的业务活动以避免或减轻损失的策略。

1.8.11 风险降低

指单位在权衡成本效益之后,准备采取适当的控制措施降低风险或者减轻损失,将风险控制在风险承受度之内的策略。

1.8.12 风险转移

指单位准备借助他人力量,采取业务分包、购买保险等方式和适当的控制措施,将风险控制在风险承受度之内的策略。

1.8.13 风险承受

指单位对风险承受度之内的风险,在权衡成本效益之后,不准备采取控制措施降低风险或者减轻损失的策略。

1.8.14 控制措施

包括不相容岗位分离控制、内部授权审批控制、归口管理、预算控制、财产保护控制、会计控制、单据控制、信息内部公开等。

1.8.15 控制痕迹

控制痕迹即为"相关文档",是指采取控制措施所留下的证据,可以是纸质书面文件、业务流转表单、会议纪要、电子文档记录等。

1.9　流程图说明

1.9.1　流程纵向说明

流程图纵向表示该流程的执行步骤。自上而下表示流程发展的时间或逻辑顺序。

1.9.2　流程横向说明

流程图横向代表单位或职能部门。单位顺序从左至右按级别排序职能带中的部门顺序。图例说明见表 1-1。

表 1-1　　　　　　　　　　　图例说明

序号	图例	名称	图例说明
1		职能带	表示职能科室
2		分隔符	表示流程中的主要环节
3		连接线	用来连接两个工作步骤，表示层层步骤在顺序中的进展，连接的箭头表示一个过程的流程方向
4		准备	流程的开始
5		进程	记录此控制点的工作内容简述
6		文档	表示以文本形式存在的文件、制度、表单等，内容为文件、表单的全称
7		判定	判断/决策的标志，用来表示过程中的一项判定或一个分岔点
8		预先定义的进程	子程序或作业指引，即套取的其他流程
9		终结符	流程的结束
10	通过或不通过	逻辑符号	描述流程的逻辑

第2章　风险评估与控制

2.1　风险评估

风险评估是单位及时识别、系统分析经营活动中与实现管理目标相关的风险，合理确定风险应对策略的过程，是风险管理的基础与核心。

在风险评估中，既要识别和分析对实现目标具有阻碍作用的风险，也要发现对实现目标具有积极影响的机遇。风险评估的基本流程包括风险初始信息收集、风险的识别、分析与评价、风险管理策略与选择等。单位在日常经营中充分、连续搜集风险管理信息，根据自身业务特点，选用具备可兼容性的风险分析技术，对风险管理信息进行辨识、计量、评估、分析，采用适当的风险控制技术方法，并形成相关记录，为应对风险提供相应控制策略依据。

2.1.1　评估部门

风险评估由医院财务科负责计划、组织和安排具体工作；组织财会、资产管理、采购、基本建设、内部审计、纪检监察等科室或岗位工作人员成立风险评估小组，进行风险评估工作。评估人员在梳理各类经济活动的业务流程、明确业务环节的基础上，系统分析经济活动风险，确定风险点，并据此选择控制方法和应对措施。

2.1.2　评估周期及方法

（1）评估周期。医院对内部经济活动的风险评估至少每年进行一次，在全面、系统、准确分析单位各经济业务活动风险的基础上，绘制各业务事项的流程图，确定经济活动的风险点，剖析风险存在的原因，以及导致风险发生的可能性，以确保新的风险得到及时有效的控制。同时，对预算、收支等高风险经济活动业务开展不定期评估，建立风险预警系统，有效地防范和管控风险。

（2）评估方法。医院内部控制的风险分析，采用以定性、定量相结合的方式，从风险可能性、风险影响度等方面进行评估（见表2-1）。

①可能性定性的测度。

很可能：在多数情况下预期可能发生。

可能：在某些时候可能发生。

不太可能：在多数情况下都不太可能发生。

表 2 - 1　　　　　　　　　　　风险评估的五级评分（示例）

可能性 ＼ 评分	1	2	3	4	5
可能性定量分析	10% 以下	10%—30%	30%—70%	70%—90%	90%—100%
风险可能性测度	不太可能		可能	很可能	
风险可能性测度的描述	极低	较低	中等	较高	极高
	一般情况下不会发生	在极少情况下才会发生	会在某些情况下发生	会在较多情况下发生	经常会发生
	在之后 10 年发生的可能少于 1 次	在之后 5—10 年内可能发生 1 次	在之后 2—5 年内可能发生 1 次	在之后 1 年内可能发生 1 次	在之后 1 年内至少发生 1 次

②影响程度分析的测度。

重大：对目标实现有重大影响，如发生，将造成极大的损失。

次重要：对目标实现有中等程度的影响，如发生，将造成一定的损失。

不重要：目标实现不受影响，如发生，将造成较低的损失。

医院应当基于自身的定位和特色，利用专业的评估工具对内外部风险进行量化的分析，对风险可能发生的频率和后果赋值，计量风险的严重程度，同时设定本单位对风险的容忍限度，对诊断出的所有风险进行排序，随后建立相应的风险数据库和风险分析排序表，制定正确的风险应对策略（见表 2－2）。

表 2 - 2　　　　　　　　　　　风险评估的影响程度（示例）

影响程度 ＼ 评分	1	2	3 .	4	5
风险影响程度定量分析	损失低于100 元	造成损失100—2000 元	造成损失2000—10000 元	造成损失10000—1000000 元	造成损失1000000 元以上
风险影响程度测度	极低	较低	中等	较高	极高
财务影响	极低的财务损失	较低的财务损失	中等的财务损失	重大的财务损失	极大的财务损失
声誉影响	负面消息未使单位声誉受损	负面消息造成单位声誉轻微受损	负面消息造成单位声誉中等受损	负面消息造成单位声誉重大受损	负面消息造成单位声誉灾难性受损
风险影响程度测度描述	不会影响单位的日常活动	对单位日常活动有轻度影响	对单位日常活动有中度影响	对单位日常活动造成重大影响	对单位日常活动造成灾难性影响

③风险识别矩阵。单位风险评估小组根据风险分析的结果，结合风险承受程度，对各层面的分析进行排序分析，形成风险识别排序表和风险识别矩阵。风险识别排序表根据风险评分自高到低排序。风险识别矩阵对各类风险进行区分（见表 2－3），其中：风险影响度列为"重大"、可能性为"很可能"的风险列为一级风险，风险影响度列为"重大"或"次重要"、可能性为"可能"或"很可能"的风险列为二级风险，风险影响度列为"不重要"或"次重要"、可能性为"可能"或"不太可能"的风险列为三级风险。单位根据上述风险分析方法，分别确定各管理业务层面的风险点，并确定相应的后续应对策略。

表 2 - 3 　　　　　　　　　　　风险分析的识别矩阵（示例）

影响程度		可能性	低		中	高	
			极低	较低	中等	较高	极高
			0—1	1—2	2—3	3—4	4—5
高	极高	4—5	二级	二级	一级	一级	一级
	较高	3—4	三级	二级	二级	一级	一级
中	中等	2—3	三级	三级	二级	二级	一级
低	较低	1—2	三级	三级	三级	二级	二级
	极低	0—1	三级	三级	三级	三级	二级

2.1.3 评估步骤

（1）风险初始信息收集。

①医院财务科负责对医院内、外部环境的相关信息进行系统收集、更新及维护。外部环境包括社会、政治、法律、经济环境，以及对组织目标有影响的关键驱动因素和发展趋势等；内部环境包括组织架构、角色和责任、组织文化、管理特色、财务因素、信息系统、信息流和决策过程等。

②各有关职能科室负责收集与其职能相关的风险管理初始信息，并对收集到的风险管理初始信息进行更新和维护，由医院财务科进行指导和监督。

③医院通过内部讨论、数据收集、外部沟通等方式对信息进行收集。由于信息的多样性与广泛性，医院通过建立相应的规范流程与标准模板，对信息进行系统筛选、提炼、对比、分类和组合。同时，医院通过风险信息收集的汇报与监督机制，确保风险初始信息的收集充分、有效。

（2）风险的识别、分析与评价。

①风险评估小组针对风险分类、风险评估标准、风险模板、应对策略制定原则等内容，对各相关科室开展培训，并组织各科室的风险评估人员进行风险信息的收集以及风险事项的识别，分析风险的原因和后果，评价风险的重要性水平。由风险评估工作小组负责汇总、整理、排序各科室提交的风险评估结果，根据评估分值确定风险等级，汇总、整理出风险评估初步结果。

②医院采用定性与定量相结合的方法对风险进行识别、分析、评价。定性方法包括问卷调查、集体讨论、管理层访谈、专家咨询、情境分析、政策分析、调查研究等。定量方法包括采用统计推论（如集中趋势法）、计算机模拟（如蒙特卡洛分析法）、失效模式与影响分析、事件树分析等。

（3）风险管理策略与选择。

①医院根据自身情况确定风险偏好和风险容忍度，通过正确认识和把握风险与收益的平衡，明确各项风险的管理策略，包括风险规避、风险承受、风险转移、风险降低。

②医院在确定优选顺序时，遵循风险与收益相平衡的原则。在风险评估结果的基础上，全面考虑风险与收益，首先解决"颠覆性的"风险问题，保证单位的持续发展。根据风险与收益平衡的原则，医院通过以下因素确定风险管理的优选顺序：风险事件发生的可能性和

影响、风险管理的难度、风险的价值或管理可能带来的收益、合法合规的需要、对单位人力及资金等的需求以及利益相关者的要求。

③医院基本风险管理策略的制定遵循合规性、全面性、审慎性、适时性原则，以制度为基础、以流程为依托，将风险管理覆盖到医院经营管理的各个环节和岗位中，并形成"事前防范、事中控制、事后评价"的风险管理机制。

④风险评估小组负责风险应对的总体指导和协调，各科室完成应对策略及应对方案后，汇总上报风险评估工作小组。

⑤医院对已制定的风险管理策略的有效性和合理性进行定期总结和分析，随着医院经营状况的变化，经营战略、规划的变化，外部环境风险的变化，定期对风险管理策略进行调整，不断修订和完善。

2.2　风险控制

2.2.1　风险类别

风险类别反映了医院在进行风险分析时考虑的主要方向，根据医院的实际情况，医院应对的常见风险分为以下几类：

（1）规划风险。因医院在规划决策的制定和实施上出现错误，或因未能随环境的改变而做出适当的调整，从而导致医院损失。

（2）监管风险。指因管理和制度上的原因，造成对医院各项活动的监督不到位，可能存在营私舞弊和腐败等方面的风险。

（3）业务管理风险。医院在业务管理过程中，由于外部环境的复杂性和变动性以及主体对环境的认知能力和适应能力的有限性，而导致的业务管理失败或使业务管理活动达不到预期的目标的可能性及其损失。

（4）财务风险。因医院财务结构不合理、资金使用不当，导致医院可能丧失偿债能力或丧失资金支付能力，而导致陷入财务困境的风险。

（5）法律风险。医院在经营过程中违反法律法规，签订合同的内容在法律上有缺陷或不完善而发生法律纠纷甚至无法履约，以及法律的不完善或修订产生的不确定性等面临的风险。

2.2.2　控制环节

（1）组织控制。

确立医院内部控制的职能部门和牵头管理部门，明确此项工作的分管领导。明确医院各职能科室在内部控制工作中的职能、定位。明确与业务活动有关的各业务归口部门职责。

（2）工作机制控制。

①决策。建立健全医院内部重大经济活动议事决策机制，经济活动的决策、执行、监督相分离的工作机制。明确划分职责范围、审批程序和相关职责。

医院经济活动的决策过程为授权审批过程。在办理经济活动的业务和事项之前，应当经过适当的授权审批，重大事项还需要经过集体决策和会签或会审制度。任何个人不得单独进行决策或擅自改变决策的意见。

②执行。重大经济活动事项的决议经审定后由分管院领导负责实施，由会议确定的责任部门具体执行。各责任部门按照"谁主管、谁负责"的原则，对决策执行实施责任分解，将责任落实到人。

③监督。涉及医院经济活动事项应按规定接受内外监督。内部监督包括分管院领导定期检查、办公室督办、纪检监察部门开展执行质量检查、效能检查、内部审计等；外部监督包括接受审计监督、监察部门监察监督、信息公开与社会监督等。

2.2.3　控制方法

医院根据风险评估情况，形成风险数据库，并整理重大风险应对方案或应急计划。同时，医院针对各项风险制定了全面系统、科学合理的控制措施。医院对风险的控制方法归纳为以下几大类：不相容岗位相互分离、内部授权审批控制、归口管理、预算控制、财产保护控制、会计控制、单据控制、信息内部公开等。

（1）不相容岗位相互分离。对内部控制关键岗位进行合理设置，明确划分职责权限，实施相应的分离措施，形成相互制约、相互监督的工作机制。

（2）内部授权审批控制。明确各岗位办理业务和事项的权限范围、审批程序和相关责任，建立重大事项集体决策和会签制度。相关工作人员在授权范围内行使职权、办理业务。

（3）归口管理。根据医院实际情况，按照权责对等的原则，采取成立联合工作小组并确定牵头科室或牵头人员等方式，对有关经济活动实行统一管理。

（4）预算控制。明确各责任科室在预算管理中的职责权限，强化对经济活动的预算约束，使预算管理贯穿于医院经济活动的全过程。

（5）财产保护控制。建立资产日常管理制度和定期清查机制，采取资产记录、实物保管、定期盘点、账实核对等措施，确保财产安全。严格限制未经授权的人员接触和处置财产。

（6）会计控制。严格执行国家统一的医院会计制度，建立健全本医院财会管理制度，加强会计机构建设，提高会计人员业务水平，强化会计人员岗位责任制，规范会计基础工作，加强会计档案管理，明确会计凭证、会计账簿和财务会计报告处理程序。

（7）单据控制。根据国家有关规定和医院的经济活动业务流程，在内部管理制度中明确界定各项经济活动所涉及的表单和票据，要求相关工作人员按照规定填制、审核、归档、保管单据。

（8）信息内部公开。建立健全经济活动相关信息内部公开制度，根据国家有关规定和医院的实际情况，确定信息内部公开的内容、范围、方式和程序。

第3章　单位层面控制

3.1　组 织 架 构

组织架构作为医院内部控制的有机组成部分，在医院内部控制体系中处于基础地位，是医院开展风险评估、实施控制活动、促进信息沟通、强化内部监督的基础设施和平台载体。

医院根据国家有关法律法规和规章制度，结合内外部环境，对单位组织架构和各业务岗位进行设置，明确医院各科室职责权限及相关岗位职责，形成符合医院战略、规划要求的科学有效的职责分工和制衡机制。

医院的组织架构（见图3-1）按照决策权、执行权和监督权相分离的原则，分为决策机构、执行机构和监督机构。决策机构主要是医院的党政领导及决策层的议事机构；执行机构主要是医院的职能科室；监督机构主要是医院的纪检监察和审计等内部监督部门。决策机构要负责制定本医院的重大经济事项；执行机构是执行决策机构制定的各项决策，在本部门的职责范围内开展工作；监督机构行使监督权。

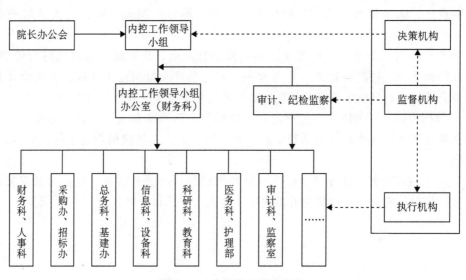

图3-1　内部控制组织架构

3.2　归口管理

3.2.1　内部控制领导小组

为更好地推进内部控制体系建设工作，经研究决定，成立内部控制规范实施领导小组，全面组织实施内控规范事宜。

领导小组下设内部控制办公室，办公室设在财务科。

领导小组职责：负责建立《内控制度汇编》《内部控制操作指南》。

内控工作领导小组作为内部控制的决策机构，统筹安排医院内部控制建设和执行的全面工作，将内部控制贯穿医院经济活动的决策、执行和监督全过程，涵盖医院的相关业务和事项，实现对经济活动的全面控制。

3.2.2　内部控制牵头机构

医院明确内部控制牵头科室为财务科，负责内部控制相关工作，确保为内部控制的建立与实施工作提供强有力的组织保障。医院财务科的内控工作包括：（1）组织协调内部控制日常工作；（2）研究提出医院内部控制体系建设方案或规划；（3）研究提出医院内部跨科室的重大决策、重大风险、重大事件和重要业务流程的内部控制工作；（4）组织协调医院内部跨科室的重大风险评估工作；（5）研究提出风险管理策略和跨科室的重大风险管理解决方案，并负责方案的组织实施和对风险的日常监控；（6）组织协调相关科室或岗位落实内部控制的整改计划和措施；（7）组织协调医院内部控制的其他有关工作。

3.2.3　内部控制执行机构

医院建立财会、政府采购、基建、资产管理、合同管理等科室或岗位之间的沟通协调机制，确保设置有利于信息的上传、下达和各职能科室、岗位间的传递，充分发挥各相关科室或岗位的作用，为内部控制的建立与实施提供协助。相关科室或岗位的工作包括：

（1）配合医院财务科对本科室相关的经济活动进行流程梳理和风险评估；（2）对本科室的内部控制建设提出意见和建议，积极参与单位经济活动内部管理制度体系的建设；（3）认真执行单位内部控制管理制度，落实内部控制的相关要求；（4）加强对本科室实施内部控制的日常监控；（5）做好内部控制执行的其他相关工作。

3.2.4　内部控制监督机构

医院建立健全内部监督机制，及时发现内部控制建立和实施中的问题和薄弱环节，并及时加以改进，确保内部控制体系得以有效运行。其中，医院的审计科和监察室作为内部监督的主要力量，应做好以下工作：（1）组织对本医院的经济活动内部审计工作，开展绩效评价；（2）督促各部门和相关人员，对内部审计和绩效评价过程中发现的问题进行整改；（3）研究制订监督内部管理制度；（4）组织实施对内部控制的建立和执行情况及有效性的监督检查和自我评价，提出改进意见或建议；（5）督促相关科室落实内部控制的整改计划和措施；（6）做好内部控制监督检查和自我评价的其他有关工作。

3.3　工作机制

制订完善的工作机制和程序，实现了决策机制、执行机制和监督机制相分离，起到有效制衡的作用（见表 3-1）。

表 3-1　　　　　　　　　　　　　三权分配表

业务	三权分配	决策	执行	监督
预算控制	预算管理委员会（院长办公会）	决定预算管理政策、年度预算草案、年度预算追加调整方案、决算等重大事项；年度预算经预算管理委员会批复并由院办批准发布		日常监督
	财务科		负责预算管理日常工作，负责组织预算编制工作，控制预算执行；进行决算	
	业务科室职能科室		提出本科室年度预算；组织实施批复的预算；提出年度预算调整申请方案	
	审计、监察室			监督预算执行，进行专项审计和问题监督
收支控制	院长办公会	决定大额资金使用；审批大额资金支出		日常监督
	财务科		履行资金收支的审核责任；审核、审批限额内资金支出；确保收支及时入账和财务信息真实完整；审核收入、资金使用申请金额、借款报销等单据合规性与有效性；按照合同约定办理支付手续；定期编制收支分析报告等	
	业务科室职能科室		提出资金使用申请；按要求使用获批资金；按要求报告执行情况等	
	审计科			监督资金使用合规性，及时发现并报告问题，并提出改进建议

续表

三权分配 业务		决策	执行	监督
采购 控制	院长办公会	对大宗设备引进、物资等采购业务进行集体决策		日常监督
	财务科		审核采购部门资料；审核采购申请执行方案，确保资金支付的合理性、合规性、及时性	
	采购办 招标办		确定采购方式；组织采购工作；签订采购合同等	
	审计科			专项审计日常监督
资产 控制	院长办公会	对资产购置、报废、处置等重大事项进行集体决策		
	财务科 （资产管理科）		审核资产购置、处置申请，进行相应账务处理	
	职能科室 （总务科、信息科、器械科、安保科）		负责资产的维修维护等管理；审核资产购置申请；提请处置申请等	
	审计科			检查资产管理制度落实情况；评价资产安全性和使用效率
合同 控制	院长办公会	审批重大合同签订等		
	财务科		根据合同约定办理支付结算手续	
	职能科室		参与拟定合同文本；签署、履行合同；解决合同纠纷	
	办公室		合同用印管理；合同存档管理	
	审计科			审核经济合同，并定期进行合同履行评价

3.3.1　决策机制

医院的决策一般由院长办公会决定。决策中采用集体决策方式，确保了决策的客观、公正、公开。医院决策机制包括：

（1）贯彻民主集中制，实行集体研究、专家论证和技术咨询相结合的议事决策制度。特别是对"三重一大"问题，必须由院长办公会讨论决定。

（2）会议记录制度，对院长办公会形成的重大决议，以会议纪要等形式进行记录，确保决策的规范性和严肃性。

3.3.2　执行机制

决策执行一般会涉及财务科、总务科、器械科、信息科、采购办、招标办等职能科室。医院执行机制包括：

（1）建立了完善的岗位责任制和问责制。明确部门及岗位职责，做到了各司其职，并且在三定方案的前提下，不相容岗位之间基本实现了有效分离和相互牵制。

（2）制定了相对完善的业务流程。对预算业务、收支业务、资产管理业务、采购业务、合同业务、工程项目制定了统一、标准的业务流程，做到有章可循，按程序办事。

（3）以制度保障执行。将执行机制制度化，相应制定了预算管理制度、采购管理制度、资产管理制度、各项资金支出管理制度等，保障了执行机制的刚性，提高了执行效率。

3.3.3　监督机制

加强监督是实施内部控制的重要保障，是内部控制实现的保证。财务科对内部控制体系的建设与执行进行监督，纪检监察、审计科对工作人员履职情况进行监督，形成对内部控制体系的全面监督。

3.4　关键岗位责任制

3.4.1　关键岗位设置情况

医院在"三定"规定的前提下，按照权责对等原则，根据本医院实际情况，结合医院经济活动特点，设置内部控制关键岗位。医院的关键岗位见表 3 – 2。

表 3 – 2　　　　　　　　　　　　关键岗位表

科室名称	关键岗位名称
财务科	财务科负责人、主管会计、预算管理岗、票据管理岗、稽核会计岗、现金出纳、银行出纳、收款员、档案管理岗、核算会计岗
审计科	审计科负责人、审计专员
招标办	招标办主任、招标人员
采购办	采购办主任、采购人员、库管员
信息科	信息科负责人、信息技术专员
设备科	设备科负责人、仓库保管员
总务科	总务科主任、物资库保管员
药品供应办	药品供应办负责人、采购员、保管员
资产管理科	资产管理科负责人、资产会计、药品会计

3.4.2　落实岗位责任制

进一步提升科学化、精细化、规范化管理水平，提高工作效率，建立科学规范的绩效考评机制，按照"突出重点、规范管理、推动工作、简便易行"的原则，结合医院工作实际，制定工作制度与岗位职责。从日常工作事务和专业工作能力两个方面，细化岗位职责，确保岗位责任得到严格落实。

对于不符合岗位要求、不能胜任岗位的工作人员，应当及时暂停其工作，安排再培训，或者调整工作岗位，安排转岗培训。

第4章 业务层面控制

4.1 预算管理流程

4.1.1 概述

预算是指医院按照国家有关规定，根据医疗事业发展计划和目标编制的年度财务收支计划。医院预算由收支预算和采购预算组成。医院应根据年度事业发展规划以及年度预算收入的增减因素测算编制收入预算，根据业务活动需要和可能编制支出预算。医院所有收支应全部纳入预算管理。预算业务内部控制是指对预算编制、审批、调整、执行、决算与评价等预算业务全过程进行控制。

预算编制遵循"量入为出，收支平衡；依法理财，厉行节约；突出重点，统筹兼顾"原则，凡应纳入预算管理的收入均应全额纳入预算管理，支出安排既考虑实际需要，又兼顾财力可能，按轻重缓急统筹安排，综合平衡，不编制赤字预算。严格预算编制程序，维护预算严肃性。预算执行遵循"先有预算后有支出"原则，严格按照批复的预算安排各项收支，杜绝无预算、超预算支出情况，强化预算刚性约束。加强预算执行情况分析，有针对性地解决预算执行中存在的问题，确保执行到位。加强预算调整管理，按预算编制与审批程序规范预算调整，做到预算调整有理有据，符合客观工作实际。加强预算绩效管理，推行绩效评价制度，加强评价结果的应用，建立以评价结果为导向的预算管理机制，形成预算编制、执行、监督、评价的全过程预算管理体系。

医院内部预算编制采用零基预算法和增量预算法相结合的方法。医院预算业务主要包括预算编制与审批、预算分解下达、预算执行与分析、预算调整、决算与评价等五个业务环节。

预算年度的起止时间为1月1日至12月31日。

4.1.2 主要业务范围

预算业务控制主要明确了医院预算业务的各业务流程节点、岗位分工及关键流程节点的控制要求。医院预算业务控制，主要包括事前规划、事中控制、事后记录三个阶段。其中：事前规划阶段，包括预算编制、预算审核等环节；事中控制阶段，包括预算执行分析、预算调整等阶段；事后记录阶段，包括会计核算、决算报告、绩效考评等环节。

4.1.3　涉及的部门（岗位）及职责

预算业务控制主要涉及各业务科室、归口职能科室、财务科、预算管理委员会、院长办公会等。各部门（岗位）在预算业务控制中的工作职责：

（1）业务科室。

①负责本科室预算编制的基础申报，依据预算控制数对预算进行调整、细化，形成本科室预算。

②掌握本科室预算执行情况，确保按预算执行。

③负责组织确定科室绩效目标，并执行院内考核办法与考核指标。

（2）归口职能科室。

①负责对归口业务科室下达院内预算编制工作，并汇总审核归口业务科室年度预算。

②负责审核归口业务科室预算调整申请。

③负责审核汇总归口业务科室绩效目标，下达院内考核办法与考核指标。

④负责审核汇总归口业务科室考核材料，计算考核结果。

（3）财务科。

①根据医院年度工作计划与目标，结合财政部门、上级卫生行政主管部门的相关规定，提出预算编制要求并下达。

②负责对各归口职能科室申报的预算进行收集、分类、汇总，初步审核后形成预算草案。

③根据"一下"预算指标，下达"二上"编报工作，并负责审核汇总形成全院年度预算。

④负责编制预算执行情况月报、季报，通报预算执行进度。

⑤负责审核汇总预算调整申请，根据审批情况安排资金。

⑥负责日常预算资金的支付管理。

⑦负责年度预算资金会计核算，编制年度财务决算报告。

⑧根据科室绩效目标，汇总形成全院绩效目标，并组织制定考核办法与考核指标。

⑨负责审核汇总各部门考核材料，计算考核结果，形成全院预算考核报告。

（4）预算管理委员会。

①依据医院发展战略及要求，提出总体参考性目标，确定预算编制政策。

②负责对所申报预算逐项审核、讨论、综合平衡，全盘考虑，提出修改意见，确定预算草案。

③对年度预算进行审核并形成年度预算。

④对预算调整方案进行审核。

⑤对财务决算报告进行审核。

⑥对全院绩效目标及考核办法与指标进行审核。

（5）院长办公会。

负责决定医院预算管理政策、审批年度预算、年度预算追加或调整方案，以及年度财务决算等重大事项。

4.1.4　主要风险

预算业务的主要风险有：

（1）预算编制程序不规范，可能导致预算不准确，脱离实际。

（2）预算编制方法不科学，可能导致预算编制效率低下，预算数据错误。

（3）财务部门与其他职能部门之间缺乏有效沟通，可能导致预算编制与预算执行、预算管理与资产管理、采购与基建管理等经济活动脱节。

（4）预算审核批准责任不清晰，标准不明确，可能因重大差错、舞弊而导致单位资源错配，形成资源浪费。

（5）预算内容不完整，存在重大遗漏，可能导致无法完成单位重要工作目标。

（6）预算审批与下达程序不规范，方法不科学，可能导致预算权威性不足，执行力不够。

（7）预算编制与具体工作脱节，导致预算流于形式，无法有效执行。

（8）不按照批复额度和开支范围执行预算，导致预算流于形式或出现重大执行差异。

（9）预算执行进度不合理，导致经济业务运行偏离单位目标。

（10）缺乏有效的预算执行分析机制，对预算执行过程不能及时监控，导致不能及时发现预算执行偏差。

（11）内部预算调整或追加不严格，规定不合理，或未履行预算调整、追加审批程序，导致预算执行情况出现较大偏离，预算流于形式。

（12）决算编报不及时，可能影响下一年度预算工作的开展。

（13）决算数据不真实、不准确，导致使用部门决策失误。

（14）预算考评机制不健全，或未得到有效实施，可能导致预算执行结果不理想。

（15）预算考评不严格、考核过程不透明、考核标准不合理、考核结果不公正，可能导致奖惩不到位，严重影响预算目标实现，预算管理流于形式。

4.1.5　控制目标

预算业务控制是医院内部控制的主线，其目标主要包括：

（1）预算编制做到程序规范、方法科学、编制及时、内容完整、数据准确；预算编制过程中医院内部各部门间沟通协调充分，实现预算与资产配置相结合、与具体工作相对应，根据工作计划细化预算编制，提高预算编制的科学性。

（2）已批复的预算指标在医院内部层层分解，审批下达；规范内部预算调整程序，严格控制预算调整，发挥预算对经济活动的管控作用。

（3）根据批复的预算安排各项收支，确保预算严格有效执行；严格按照批复的金额和用途安排各项支出；建立预算执行分析机制，定期通报各部门预算执行情况，提高预算执行的有效性；杜绝无预算、超预算等现象。

（4）决算真实完整、准确及时，执行分析工作全面有效，执行分析结果与单位预算相互反映、相互促进；加强预算绩效考评管理，建立起"预算编制有目标，预算执行有监控、预算完成有评价、评价结果有反馈、反馈结果有应用"的全过程预算绩效管理机制。

4.1.6　不相容岗位

预算业务的不相容岗位至少包括以下内容：（1）预算编制方案的制定与审核；（2）预算的编制与审批；（3）预算的审批与执行；（4）预算的编制与执行；（5）预算的编制与调整；（6）预算的执行与评价；（7）预算的评价与考核；（8）预算的执行与监督。

4.1.7　业务流程描述

（1）预算编报流程——"一上"编报。

①流程图，见图4－1。

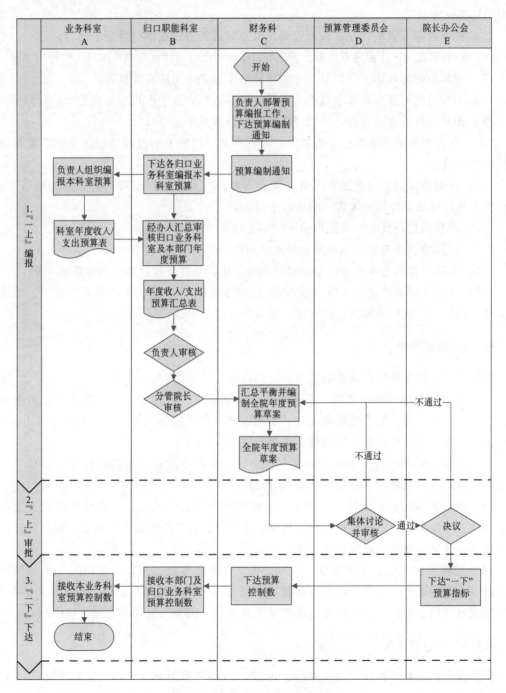

图4－1　预算"一上"编报流程

②流程节点简要说明，见表 4 - 1。

表 4 - 1　　　　　　　　　　　　　流程节点说明简表

节点	流程简要说明	输出文件
C1	财务科结合财政局和卫计委关于预算编制的具体要求和医院下年度事业发展计划，提出预算编制的指导意见，下达预算编制通知	预算编制通知
B1	归口职能科室根据预算编制要求负责组织召开本部门预算会议，并下达预算编制通知	预算编制通知
A1	业务科室按照预算编报要求，根据下一年度工作计划，提出预算建议数，并提交申报基础数据等材料报归口职能科室	科室收支预算表
B1	归口职能科室负责汇总审核归口业务科室的年度预算，经科室负责人、分管院长审核后报财务科	年度收支预算汇总表
C1	财务科对归口职能科室上报的年度预算及其基础数据，进行审核汇总平衡，形成全院预算草案	年度预算草案
D2	预算管理委员会对医院预算草案逐项审核、讨论，综合平衡，全盘考虑，提出修改意见，确定预算草案	年度预算草案
E2	院长办公会对预算管理委员会讨论通过的预算草案进行决议，并形成决议文件	决议文件
E3	院长办公会决议通过后，批复下达"一下"预算指标	预算指标
C3	财务科根据"一下"预算指标，向归口职能科室下达预算控制数	"一下"控制数
B3	归口职能科室根据"一下"预算指标，向业务科室下达预算控制数	"一下"控制数
A3	业务科室根据"一下"预算指标，调整修正本科室年度预算	"一下"控制数

③关键流程节点的详细说明。

流程节点：A1、B1、C1

控制活动名称：预算编报

说明：

财务科结合市财政和市卫计委的相关规定，以及医院预算编制政策，提出预算编制要求，下达各预算归口科室。

归口职能科室负责召开本部门预算会议，讨论本部门的预算编制情况，根据医院预算编制要求及本部门的年度目标及工作计划，制定本部门的预算草案。其中，人事科结合人员变化情况编制人员经费、职工绩效福利等；药品采购办、采购办等部门拟定药品以及材料物资的采购计划；器械科根据科室需要组织科室进行设备采购可行性论证、效益分析等，并编制年度设备采购预算；科研科、教育科对科教项目、培训进修等编制预算。

财务科是医院预算归口管理部门，各项预算草案编制完成后，由其统一审核、汇总、分析，编制医院总预算草案。财务科对每项预算设置唯一编码，所有部门按预算编码编制预算。

流程节点：D2、E2

控制活动名称：预算审批

说明：

各业务科室根据上年度预算完成情况和本年度工作安排，编制本科室下年度预算，经科室主任签署意见后报归口职能科室，由归口职能科室审核汇总后，报财务科；所有非正常性支出项目或超过一定金额的项目，均需要进行可行性分析论证，方可申报预算。

财务科对归口职能科室申报的预算进行收集、分类、汇总，初步审核后，形成医院预算草案。

财务科向预算管理委员会提交预算草案，预算管理委员会对所申报预算逐项审核、讨论，必要时组织召开专题会议，根据医院发展战略和年度工作目标，平衡各部门间的预算，确定预算草案。

预算管理委员会集体研究通过后，报院长办公会进行集体决议，决议通过后形成医院年度预算草案，下达各预算执行部门进行调整修正。

（2）预算编报流程——"二上"编报。

①流程图，见图4-2。

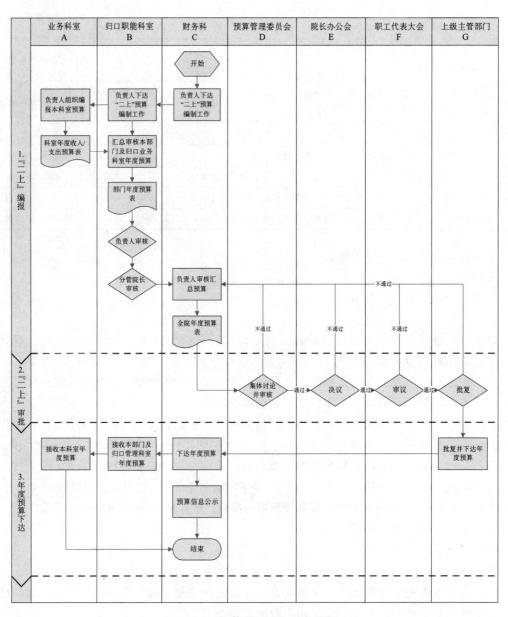

图4-2　预算"二上"编报流程

②流程节点简要说明，见表 4 - 2。

表 4 - 2　　　　　　　　　　　　流程节点说明简表

节点	流程简要说明	输出文件
C1	财务科负责人根据办公会决议通过的"一下"预算指标，向各预算归口职能科室下达"二上"预算编制工作	"二上"预算编制通知
B1	归口部门负责人根据预算控制数下达归口业务科室，修订本部门预算	"二上"预算编制通知
A1	业务科室按照"一下"控制数调整修正科室预算，报归口职能科室	科室年度收支预算表
B1	归口职能科室汇总审核业务科室年度预算，经本科室负责人、分管院长审核签字后，报财务科	科室年度收支预算表
C1	财务科对归口职能科室上报的预算审核汇总并做总体修正，形成全院年度预算	院年度预算表
D2	预算管理委员会对所申报预算进行审核、讨论，确定全年预算	院年度预算表
E2	院长办公会对预算管理委员会讨论通过的年度预算进行决议，并形成年度预算决议文件	决议文件
F2	院长办公会决议通过后，年度预算报职代表大会审议通过	
G2	职工代表大会审议通过后，报上级主管部门审批	
G3	上级主管部门审批通过后，批复并下达医院年度收支预算	
C3	财务科将批复的医院年度预算下达并进行内部信息公示	
B3	归口职能科室收到经批复的年度收支预算	
A3	业务科室收到经批复的年度收支预算	

③关键流程节点的详细说明。

流程节点：A1、B1、C1

控制活动名称："二上"预算编报

说明：

各归口职能科室根据医院审批通过的"一下"预算指标，下达至归口的业务科室，各业务科室对本部门预算进行修正后，报职能科室汇总，职能科室汇总后报财务科；财务科负责审核汇总各部门修正的预算并总体修正，形成医院年度预算。

流程节点：D2、E2、F2、G2、G3

控制活动名称：年度预算审批下达

说明：

财务科对各部门上报的预算进行审核汇总，形成全院年度预算，经预算管理委员会审核讨论通过后，报院长办公会决议通过，并形成决议文件。

年度预算提交职工代表大会审议通过后，报上级主管部门审批，上级主管部门批复后，下达医院年度收支预算。

财务科将审批通过的年度预算下发各预算执行部门，并在医院内进行信息公示。

（3）政府采购预算编报流程。

①流程图，见图 4 - 3。

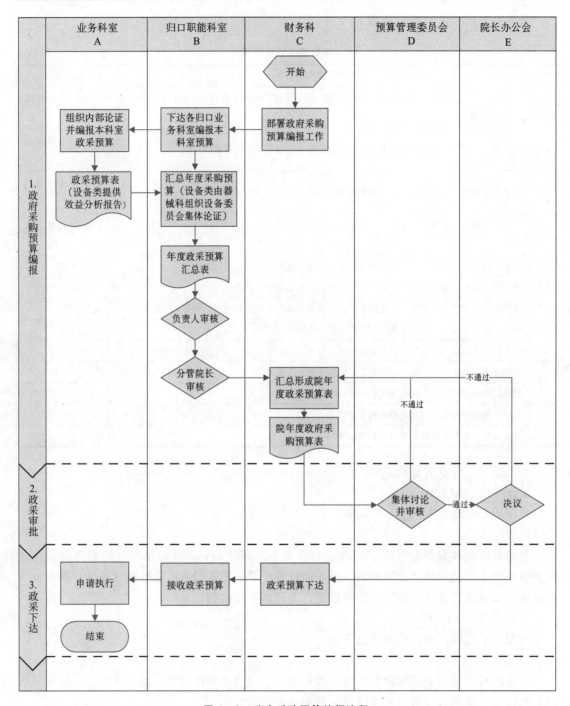

图 4 – 3　政府采购预算编报流程

②流程节点简要说明，见表 4 – 3。

表 4 – 3　　　　　　　　　　　　　　　流程节点说明简表

节点	流程简要说明	输出文件
C1	财务科结合财政局和卫计委关于预算编制的具体要求和医院下年度事业发展计划，提出预算编制的指导意见，下达政府采购预算编制通知	预算编制通知
B1	归口职能科室根据采购预算编制要求，负责组织召开本部门预算会议，并下达采购预算编制通知	预算编制通知
A1	业务科室根据下一年度工作计划及具体安排，在进行经济效益分析基础上提出采购需求，并提交申报基础数据等材料报归口职能科室	采购预算表
B1	归口职能科室负责汇总、审核归口业务科室的年度采购需求，经部门负责人、分管院长审核后，提报财务科	年度采购预算汇总表
C1	财务科对归口职能科室上报的采购预算进行审核汇总平衡，形成全院政府采购预算表，报预算管理委员会审核	年度采购预算汇总表
D2	预算管理委员会对医院采购预算逐项审核、讨论，综合平衡，全盘考虑，提出修改意见，确定预算草案	年度采购预算汇总表
E2	院长办公会对预算管理委员会讨论通过的采购预算进行决议，并形成决议文件	决议文件
C3	财务科根据采购预算指标，向归口职能科室下达采购预算	
B3	归口职能科室接收采购预算指标	
A3	业务科室根据审批通过的采购预算指标，申请执行采购预算	

③关键流程节点的详细说明。

流程节点：A1

控制活动名称：政府采购预算编制

说明：

政府采购预算是年度预算编报工作的重要组成部分。实际工作中，由各科室根据年度计划和实际需要，向归口职能科室提报采购需求（其中，设备类采购需求需要提供效益分析报告），归口职能科室提报财务科，财务科对其进行汇总，形成医院年度政府采购预算草案。

列入政府采购目录以及限额标准以上的货物、工程和服务支出，应按照"应编尽编"的要求，在预算中编列当年采购项目的政府采购预算，预算编制要包括支出项目名称、采购品目、采购数量、单价、金额、资金来源等，政府采购项目预算应细化到具体品目。

（4）预算调整审批流程。

①流程图，见图4－4。

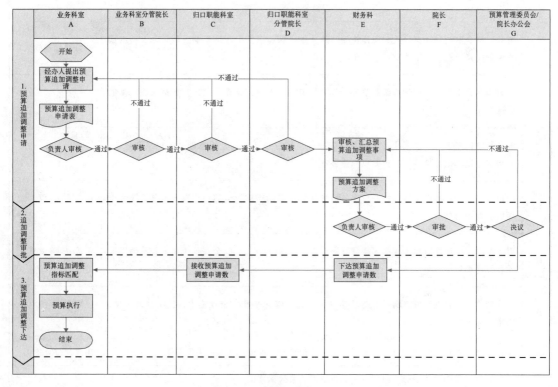

图4－4 预算调整审批流程

②流程节点简要说明，见表4－4。

表4－4   流程节点说明简表

节点	流程简要说明	输出文件
A1	预算执行过程中遇特殊紧急情况，在预算不足的情况下，业务科室应按规定提出预算调整申请	预算追加调整申请表
B1	业务科室分管院长对预算调整事项的必要性、真实性、合理性进行审核	预算追加调整申请表
C1	归口职能科室对预算调整事项的内容、金额、事由进行审核，出具审核意见后报分管院长审核	预算追加调整申请表
D1	归口职能科室分管院长对预算调整事项的必要性、合理性、合规性进行审核	预算追加调整申请表
E1、E2	财务科对预算调整事项进行审核汇总，形成预算调整方案，经科室负责人签字确认后上报院长审批	预算调整方案
F2	院长对预算调整方案进行审批	预算调整方案
G2	预算调整事项报预算管理委员会讨论通过，重大预算调整事项需经院长办公会集体决议	预算调整方案
E3	财务科根据审批通过的预算调整方案，追加安排预算额度	预算调整数
C3	归口职能科室接收已经审批的预算调整数	
A3	业务科室收到下达的预算调整数后，按规定进行预算执行申请	

③关键流程节点的详细说明。

流程节点：A1、B1、C1、D1、E1、E2、F2、G2

控制活动名称：预算调整及审批

说明：

原则上，科室预算一经批复，各科室要严格执行，非经规定程序，不得随意调整；只有因特殊紧急情况或领导临时安排工作，在本科室年度预算中未涵盖的，且难以进行内部调剂的，方可提出预算调整申请。

财政部门核定的财政补助等资金预算及其他项目预算，执行中一般不予调整。

需要调整预算的科室，填写"预算追加调整申请表"，列明预算调整事项的目的、具体内容、调整数额和测算依据及相关文件，报归口职能科室审核后提交财务科。

当事业发展计划有较大调整，或根据国家有关政策需要增加或减少支出、对预算执行影响较大时，可由财务科提出调整建议，经集体讨论决定后，报上级部门审批。

收入预算调整后，相应调增或调减支出预算。

（5）预算执行分析流程。

①流程图，见图 4 – 5。

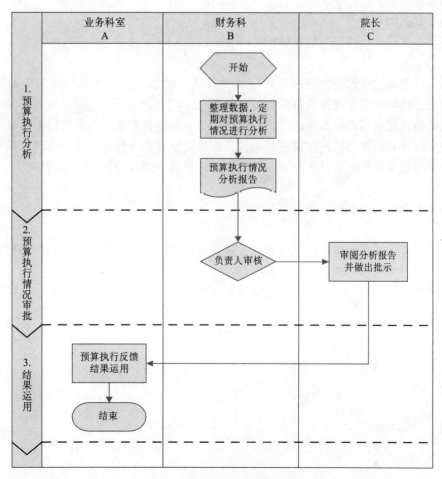

图 4 – 5　预算执行分析流程

②流程节点简要说明，见表4-5。

表4-5 流程节点说明简表

节点	流程简要说明	输出文件
B1	预算岗按月（季）对医院总体预算执行情况与各部门的预算执行情况进行分析，对出现的偏差合理查找原因，形成预算执行情况分析报告，及时做好预算调控工作	预算执行情况分析报告
B2	财务科负责人对月（季）度预算执行情况分析报告进行审核，重点审核各预算执行部门月（季）度预算执行情况是否合理合规，预算执行差异及其原因等	预算执行情况分析报告
C2	院长对月（季）度预算分析报告进行审阅，根据报告中所反映的问题及原因做出批示，以指导后期的预算执行	预算执行情况分析报告
D2	各科室根据院长的批示改进预算执行工作	预算执行情况分析报告

③关键流程节点的详细说明。

流程节点：B1

控制活动名称：预算执行情况分析

说明：

财务科应当及时掌握各预算执行部门的预算执行动态，按月（季）分析并通报预算收支执行情况，指导和监督预算资金的规范使用。

财务科负责定期对医院总体预算执行情况以及各科室预算执行情况进行汇总分析，对预算执行数和预算目标数之间的差额进行比较，将当期预算执行数和上年同期预算执行数相比较，并与年初批复预算进行对比分析，找出产生差额的原因并提出合理化建议。

流程节点：B2、C2

控制活动名称：预算执行报告审核监督

说明：

财务科负责人对预算执行情况分析报告进行审核并上报院长审阅，院长根据报告中所反映的问题及建议来指导完善后期的预算执行。

财务科负责将分析结果与更改措施反馈给各责任科室，采取措施，确保年度预算的顺利完成。

（6）决算上报批复流程。

①流程图，见图4-6。

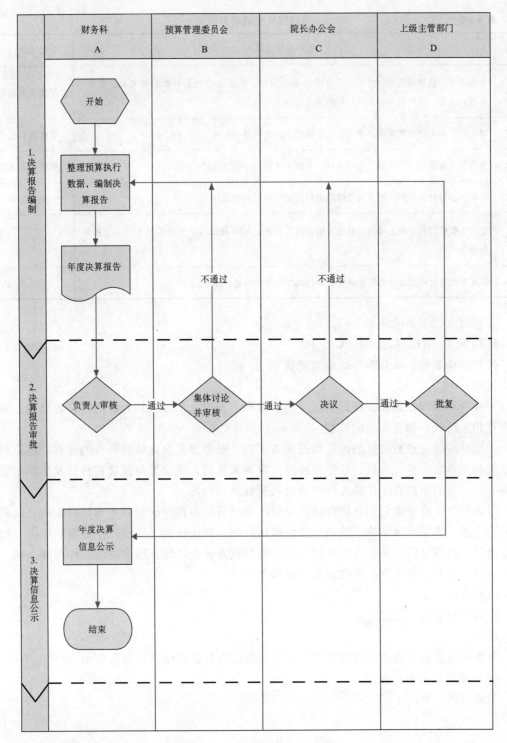

图 4 – 6　决算上报批复流程

②流程节点简要说明，见表 4 – 6。

表 4 - 6   流程节点说明简表

节点	流程简要说明	输出文件
A1	年度终了，财务科按照财政局、卫计委的有关规定，在收集整理各种数据的基础上真实、及时、完整、准确的编制决算，形成年度预算决算报告	年度决算报告
A2	财务科负责人对决算报告的真实性、完整性、合规性进行审核	年度决算报告
B2	预算管理委员会对决算报告进行审核，分析差额原因，提出改进建议	年度决算报告
C2	院长办公会对决算报告以及管理建议进行讨论并形成决议文件	决议文件
D2	上级主管部门对医院上报的财务决算报告进行审批，审批通过后，作为医院下一年度预算编制的基础	
A3	财务科负责对审批通过的财务决算报告在医院内进行信息公示	

③关键流程节点的详细说明。

流程节点：A1、A2、B2、C2、D2

控制活动名称：决算报告的编制审核

说明：

加强决算管理，确保决算真实、完整、准确、及时；加强决算分析工作，建立健全预算与决算相互反映、相互促进的机制。

年初开始就应进行充分的决算数据准备工作，财务日常会计核算科目的设置、核算口径应尽量与预算收支保持一致，或年终经过一定的调整后，使决算与预算在科目及核算口径上保持一致，从而使决算工作能及时准确反映预算执行情况。

财务科负责将各部门预算执行情况进行汇总分析，对预算执行数和预算目标数之间的差额进行比较，将当年预算执行数和上年预算执行数，对比分析，找出产生差额的原因，提出改进建议，由预算管理委员会审核讨论，并报院长办公会决议，形成决议文件，并上报上级主管部门审批后，作为下一年度预算编制的基础。

流程节点：A3

控制活动名称：信息公示

说明：

财务科负责对审批通过的财务决算报告在医院内按照规定进行信息公示。

（7）预算绩效考评流程。

①流程图，见图 4 - 7。

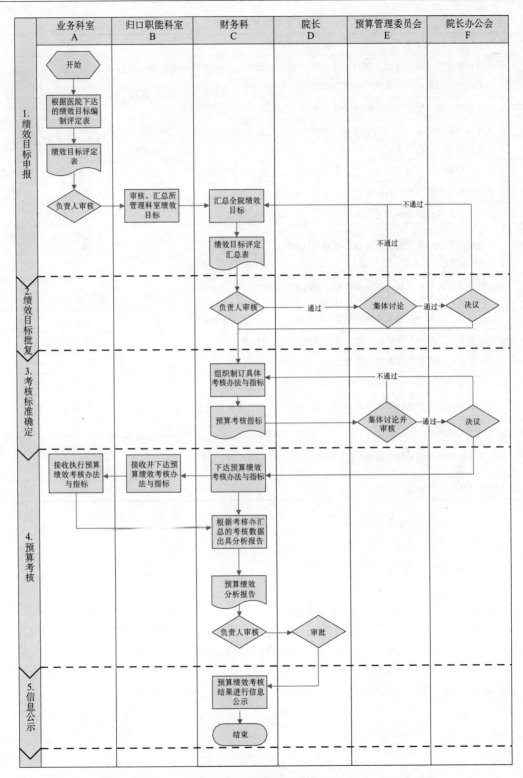

图 4 - 7 预算绩效考评流程

②流程节点简要说明，见表 4 - 7。

表 4 - 7 　　　　　　　　　　　　　　流程节点说明简表

节点	流程简要说明	输出文件
A1	医院将根据绩效评价范围、部门年度工作计划，编制本部门绩效目标申报表，交科室负责人审核，重点审核绩效目标设定的合理性	绩效目标评定表
B1	归口职能科室对绩效考核目标设定合理性进行审核，并汇总上报财务科	绩效目标评定表
C1	财务科对职能科室上报的绩效目标进行审核，并汇总全院的绩效目标，形成绩效目标评定汇总表报财务科负责人	绩效目标评定汇总表
C2	财务科负责人对绩效目标评定汇总表的规范性、合理性进行审核	绩效目标评定汇总表
E2	预算管理委员会对绩效目标评定汇总表进行集体审议	绩效目标评定汇总表
F2	院长办公会对绩效目标设定进行集体决议，并形成决议文件	决议文件
C3	财务科负责制定具体的预算考核办法和考核指标	预算考核办法、考核指标
E3	预算管理委员会对考核标准与考核指标进行集体审议	预算考核办法、考核指标
F3	院长办公会对考核标准与考核指标进行集体决议，并形成决议文件	决议文件
C4	决议通过后，财务科负责向各部门下达考核标准与考核指标	预算考核办法
B4	归口职能部门接收考核办法、考核指标并下达相关科室	预算考核办法
A4	业务科室接收考核办法、考核指标并执行	预算考核办法
C4	财务科接收全院预算执行数据，审核汇总计算后出具预算绩效考核汇总报告，由财务科负责人审核后上报院长	预算绩效考核汇总报告
D4	院长对预算考核结果的客观性、公正性、合理性进行审批，出具意见	预算绩效考核汇总报告
C5	财务科负责对审批通过的考核结果在医院内进行信息公示	信息公示

③关键流程节点的详细说明。

流程节点：A4、B4、C4、D4

控制活动名称：预算考核

说明：

财务科负责医院财务收支预算的考核管理工作：年末对医院的各项财务收支预算执行情况进行分析考核，包括预期预算目标完成情况、完成的质量、及时性和项目完成后产生的社会效益和经济效益等方面；对预算执行及完成情况较好的科室提出表彰及奖励建议，报院长办公会批准后执行；对预算执行不好或未完成预算的科室或部门分析原因，提出合理化建议；财务科负责将预算绩效考核项目结果在一定范围内公布，接受监督。

4.1.8　风险控制矩阵（见表 4 - 8）

表 4 - 8　　　　　　　　　　　　　　风险控制矩阵

编号	子流程	风险点	风险点描述	控制措施	责任主体	文件依据
4.1.8.1	预算编报流程	预算编制程序不规范风险	预算编制程序不规范，可能导致预算不准确，脱离实际	正确把握预算编制要求：财务科根据医院规划安排及卫计委预算相关规定，部署预算编报工作，实行"二上二下"编报程序	业务科室、归口职能科室	《医院全面预算管理制度》
4.1.8.2	预算编报流程	预算编制方法不科学风险	预算编制方法不科学，可能导致预算编制效率低下，预算数据错误	正确把握本部门年度工作重点，科学编制预算：收入预算要按收入类别逐项核定，具体到项目和科目，要严格按遵慎原则编制预算收入；支出预算根据本部门年度工作目标和重点，以及上年预算执行情况编制	业务科室、归口职能科室、财务科	《医院全面预算管理制度》
4.1.8.3	预算编报流程	预算编制缺乏沟通风险	财务科与其他职能科室之间缺乏有效沟通，可能导致预算编制与预算执行、预算管理与资产管理、采购与基建管理等经济活动脱节	加强内部预算编制、预算执行、资产管理、人事管理、基建管理等部门之间的沟通协调和信息共享，各业务部门应按要求完成基础数据的填报，向归口职能科室或财务科提供预算编制所需的基础数据，并在预算编审过程中根据取数时点要求对基础数据进行更新和复核，确保预算编制部门及时取得和有效运用与预算编制有关的基础数据和重要信息，有效汇总平衡预算建议数，提高预算编制的规范性和科学性	业务科室、归口职能科室、财务科	《医院全面预算管理制度》
4.1.8.4	预算编报流程	预算审核不规范风险	预算审核批准责任不清晰，标准不明确，可能因重大差错、舞弊而导致单位资源错配，形成资源浪费	预算审核批准责任清晰，标准明确：各部门预算编报由财务科汇总审核，报预算管理委员会审核讨论，报院长办公会议决议，最后由职工代表大会审议通过后，报上级主管部门审批后执行	财务科、预算管理委员会、院长办公会、职工代表大会	《医院全面预算管理制度》
4.1.8.5	预算编报流程	预算编制内容不完整风险	预算内容不完整，存在重大遗漏，可能导致无法完成单位重要工作目标	预算编制内容要完整：医院根据年度发展计划和工作任务目标，分别编制年度收入和支出预算，医院所有收支应全部纳入预算管理，实行全面预算。医院预算体系包括财务总预算、收支预算、资本性支出预算三部分，其中财务总预算包括总收入、总支出、现金流量、资产负债表预算，收支预算包括医疗业务收入成本预算、职能部门预算（日常及专项非资本性预算），资本性支出预算包括基本建设项目、设备购置、维修改造预算	财务科、预算管理委员会	《医院全面预算管理制度》

续表

编号	子流程	风险点	风险点描述	控制措施	责任主体	文件依据
4.1.8.6	预算编报流程	预算审批与下达程序不规范风险	预算审批与下达程序不规范，方法不科学，可能导致预算权威性不足，执行力不够	预算审批下达程序：财务科提交年度预算草案报预算管理委员会集体审批，预算管理委员会审批后，向院长办公会提交年度预算草案进行审批，财务科依据预算管理委员会、院长办公会的审批意见修正年度预算草案后，形成医院年度预算，医院年度预算经医院职代会通过后，上报上级主管部门批复，年度预算经上级主管部门批复后，由财务科具体分解下达，并监督执行	预算管理委员会、院长办公会、职工代表大会	《医院全面预算管理制度》
4.1.8.7	预算编报流程	预算编制不符合实际风险	预算编制与具体工作脱节，导致预算流于形式，无法有效执行	医院的预算编制要求： （1）全面总结分析上年度预算执行情况，并结合本年度经营发展目标，预算年度的收支增减变动趋势，为编制年度预算奠定基础； （2）准确掌握相关基础数据。通过核实医院人员、资产、业务量等基础数据提高预算编制质量； （3）正确测算各种因素对收支的影响； （4）准确掌握财政部门和市卫计委对医院收支预算的编制要求； 各预算编报部门应按要求做好充分准备，确保预算编制切合实际，具有可操作性	业务科室、财务科	《医院全面预算管理制度》
4.1.8.8	预算执行分析流程	预算不按额度和范围执行风险	不按照批复额度和开支范围执行预算，导致预算流于形式或出现重大执行差异	年度预算指标下达后，各科室应严格遵守执行，不准突破预算指标，遇特殊情况确需调整的，须按预算调整程序申请，经批复后方可调整执行。财务科对医院总预算的执行情况负责，各科室对本科室预算执行负责。财务科严格控制无预算支出，做到"无预算不办理结算、无预算不办理借款、无预算不办理报销手续"	财务科	《医院全面预算管理制度》
4.1.8.9	预算执行分析流程	预算执行进度不合理风险	预算执行进度不合理，导致经济业务运行偏离单位目标	财务科指导和监督预算资金的规范使用，定期编制预算执行分析明细表；审计科定期或不定期对预算执行情况进行审查监督	财务科、审计科	《医院全面预算管理制度》

续表

编号	子流程	风险点	风险点描述	控制措施	责任主体	文件依据
4.1.8.10	预算执行分析流程	欠缺预算执行分析风险	缺乏有效的预算执行分析机制，对预算执行过程不能及时监控，导致不能及时发现预算执行偏差	财务科根据预算执行情况，按月或季度编制预算执行情况分析报表，以各业务科室的实际状况为依据，按照重要性原则对差异较大的项目进行重点分析，由预算管理委员会定期召开预算执行分析会议，提出改进建议，并将改进建议反馈给各责任科室，采取措施，确保预算的顺利完成	财务科、预算管理委员会	《医院全面预算管理制度》
4.1.8.11	预算调整追加审批流程	预算调整追加不合规风险	内部预算调整或追加不严格，规定不合理，或未履行预算调整、追加审批程序，导致预算执行情况出现较大偏离，预算流于形式	预算调整或追加范围：预算执行过程中由于政策的变动、临时事项的发生和预算差异分析等原因，需要对后期的预算数据、支出范围及内容进行调整或增减，以提高预算的可操作性，合理配置资源。财务科对提出的预算调整申请进行审核，并组织预算管理委员会成员对预算调整方案进行审核讨论，出具审核意见，报院长审批后执行	业务科室、归口职能科室、财务科、预算管理委员会、院长	《医院全面预算管理制度》
4.1.8.12	年度决算流程	决算编报不及时风险	决算编报不及时，可能影响下一年度预算工作的开展	财务科年初开始就应进行充分的决算数据准备工作，日常会计核算科目的设置、核算口径应尽量与预算收支保持一致，年终经过一定的调整后使决算与预算在科目及核算口径上保持一致，从而使决算工作能及时准确反映预算执行情况，确保决算真实、完整、准确、及时	财务科	《医院全面预算管理制度》
4.1.8.13	年度决算流程	决算数据不准确风险	决算数据不真实、不准确，导致使用部门决策失误	财务科负责将各部门预算执行情况进行汇总分析，形成决算报告，由预算管理委员会审核讨论，并报院长办公会决议，形成决议文件，报职工代表大会审议通过后，报上级主管部门审批，作为下一年预算编制的基础	财务科、预算管理委员会、院长办公会	《医院全面预算管理制度》
4.1.8.14	预算绩效考核流程	考核机制不健全风险	预算考评机制不健全，或未得到有效实施，可能导致预算执行结果不理想	由财务科负责制定考核标准和考核指标，预算管理委员会审议通过	财务科、预算管理委员会	《医院全面预算管理制度》

续表

编号	子流程	风险点	风险点描述	控制措施	责任主体	文件依据
4.1.8.15	预算绩效考核流程	考核不严格风险	预算考评不严格、考核过程不透明、考核标准不合理、考核结果不公正，可能导致奖惩不到位，严重影响预算目标实现，预算管理流于形式	财务科负责出具预算执行情况分析表，根据考核材料，计算考核结果，出具全院预算考核报告，报分管领导审批	财务科、分管院领导	《医院全面预算管理制度》

4.2　收入管理流程

4.2.1　概述

医院收入是指医院开展医疗业务活动及其他活动依法取得的非偿还性资金，以及从财政和主管部门取得的补助经费，医院应按照国家有关的法律法规和政策规定，依法组织并及时确认。

医院的收入主要是指门诊收入、住院收入、其他收入，同时涉及财政拨款。其中，其他收入主要是实习收入、利息收入。

4.2.2　主要业务范围

主要明确了医院收入管理流程的各个节点、岗位分工、管控要求，并对流程节点进行详细说明。同时，对门诊收入、住院收入、实习收入、住院收款、财政拨款收入的流程节点、岗位分工、管控要求进行了规范。

4.2.3　涉及的部门（岗位）及职责

收入控制主要在财务部门内部进行，涉及收款员、汇缴员、出纳、会计、稽核人员、票据管理员、财务科负责人、护士站、医保科、教育科等岗位。

（1）收款员职责。

①及时结账，做到日清月结，准确生成并打印日报表，做到表款相符。

②认真保管和使用收费票据，作废的票据要按规定缴销，已用完的收据存根应按序号及时到收费科销号。

（2）汇缴员职责。

①核对每个收款员收入日报表，监督每个收款员按日将门诊、住院收入及住院预交押金如数交财务科。

②负责审核门诊、住院病人退款手续。

③定期检查各岗位工作执行情况，定期或不定期组织现金盘点，发现长短款应查找原因、及时报告，并作好相关的文字记录。

（3）出纳职责。

①做到日清月结，保证账账相符、账款相符。

②依据审批完备、手续齐全的记账凭证办理收（付）款业务。

③月终要与银行核对余额，配合财务人员编制银行对账余额调节表，清理未达账项。

④严格银行票据管理。

（4）会计职责。

①做好会计核算工作，充分发挥会计工作的核算和监督作用。

②检查本期所有经济业务是否全部登记入账。

③按照财务制度规定做好各项专项资金、专用资金、结余资金的会计核算。

（5）稽核人员职责。

①出纳票据的复核和现金、账簿的查对。

②复核收款员当天门诊收入、票据起止号码是否衔接，住院预交金票据和收入票据的起止号码是否衔接，有无跳号、漏号现象，定期将上述票据交票据管理岗位办理注销等相关手续。

③复核门诊收、退费金额，收费票据金额和当天收入日报表金额是否相符。

④复核住院收、退费金额，收费票据金额和当天收入以及预交金日报表金额是否相符；复核住院收、退费明细账与收入和预交金日报表金额是否相符。

⑤复核收款员应上缴现金金额（包括支票张数和金额）是否与门诊收入日报表相符，是否与住院收入和预交金日报表金额相符。

⑥不定期抽查收款员库存现金和备用金情况。

（6）票据管理员职责。

①负责票据的购买、登记、发放和票据核销等工作。

②对回收的发票和收据存根，做到认真审核，注意发票和收据号码的连续性，及时核对，做好销号记录。

③定期或不定期盘点检查票据领用情况。

④定期对已领用而未核销的发票和收据进行追踪询查核对。

（7）财务科负责人职责。

①负责本单位的财务工作，积极筹措资金，管理好医院的收入收缴工作。

②主持财务科日常工作，对各项财务工作进行安排布置。

③按照相关的审批权限规定，对各项资金的收支等事项进行审核。

（8）医保办。负责对录入系统的收费项目进行是否符合医保范围及收费金额是否符合医保规定。

（9）教育科。负责按照医院的规定对实习生下达实习收费通知。

4.2.4 主要风险

收入业务的主要风险有：

（1）收入业务相关岗位设置不合理、岗位职责不清，收款与会计核算等不相容岗位未有效分离，可能导致错误或舞弊。

（2）各项收入未按照法定项目和标准征收，导致收费不规范或乱收费。

（3）未由财务部门统一办理收入业务，其他部门和个人未经批准办理收款业务，可能导致财务舞弊或者私设"小金库"的产生；规定由财务部门统一办理款项支付，有助于对资金的控制，其他部门和个人经手款项收付，可能导致舞弊。

（4）未完善医疗收入上缴管理工作，导致资金无法及时回笼，资金被隐瞒、挪用。

（5）违反"收支两条线"管理规定，截留、挪用、私分应缴医院的收入，或者各项收入不入账或设立账外账，可能导致私设"小金库"和资金体外循环。

（6）执行部门和财务部门沟通不力，容易造成应收未收款项发生。

（7）对于各类票据的保管、申领、启用、核销、销毁没有建立完善制度、责任到人，未实施有效控制，可能导致错误或舞弊；票据是用于获取收入的凭据，票据管理失控，有关人员就可能开具票据获取收入并将款项占为己有。

4.2.5　控制目标

（1）各项收入符合国家相关法律法规的规定。

（2）医院应收款项清晰，落实催缴责任，确保应收尽收。

（3）各项收入均及时足额的收缴并上缴到指定账户，没有账外账。

（4）票据、印章和资金等保管合理合规，没有因保管不善或滥用而产生错误或舞弊。

（5）各项收入得到正确核算，相关财务信息真实完整。

4.2.6　不相容岗位

收入业务的不相容岗位至少包括以下内容：（1）收款与稽核岗位分离；（2）收款与会计核算岗位分离；（3）票据的管理与使用岗位分离；（4）票据的使用与核销岗位分离；（5）退费与退费审批岗位分离；（6）收款员与会计核算岗位分离。

4.2.7　业务流程描述

（1）门诊收入流程。

①流程图，见图4-8。

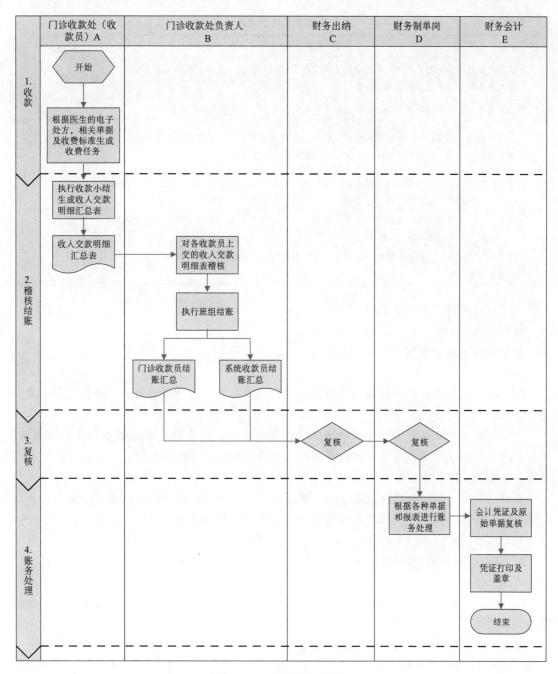

图 4 - 8　门诊收入流程

②流程节点简要说明，见表 4 - 9。

表 4 – 9　　　　　　　　　　　　流程节点说明简表

节点	流程简要说明	输出文件
A1	收款员根据医生的电子处方、有关单据及医院收费标准等依据，系统生成收费任务，并打印收费票据，按照收款票据金额收费	相关单据
A2	收款员在系统里执行收款小结，并生成个人汇总表，形成收入交款明细汇总表	收入交款明细汇总表
B2	收入交款明细汇总表交门诊收款处负责人稽核，负责人根据系统记录的信息与报表逐一核对，核对一致后，执行班组结账，生成人工收款及系统收款结账汇总表	门诊收款员结账汇总表、系统收款员结账汇总表
C3	相关收费明细表、汇总表等各类报表交财务出纳复核；财务出纳依据系统信息、各类报表以及银行账户到账信息逐一核对、复核，核对一致后，办理收账手续	各类报表
D3、D4	财务制单岗复核各类报表之间的勾稽关系是否一一对应；并依据报表性质编制相应的收入会计分录，打印记账凭证	记账凭证
E4	财务会计对记账凭证以及后附的原始单据是否符合医院会计制度进行一一复核，复核一致后加盖有效印章	记账凭证

③关键流程节点的详细说明。

流程节点：A1

控制活动名称：收款

说明：

门诊收款处负责各项门诊收入的核算收取，收款员和门诊票据管理员、收款员和汇缴员岗位分离。

门诊收款员严格执行 HIS 中的收费标准，根据处方、检查检验治疗单所列项目和数量，录入系统中，生成收费任务、打印收费票据，严格按收款票据金额收费，挂号收入根据挂号类别定额收取。

每日收款员、挂号员执行收款小结，生成个人交款明细汇总表。门诊收款处负责人担任汇缴员负责稽核，在系统生成所在班组的收入汇总表，核对正确后，据以上报。

流程节点：A2、B2、C3、D3

控制活动名称：稽核结账、复核

说明：

执行门诊收款处负责人对收款员稽核、财务出纳对收款负责人稽核、主管会计对出纳稽核的三级稽核体系，各岗位相互分离，不得兼任。

每个工作日门诊收款处负责人应对门诊收款人员结账单上的票据起止号码与票据存根一致性、结账单金额与票据合计数一致性、退费红字票据与退费票据的对应性、前后工作日的连贯性、结账交款的及时性、特殊业务的说明签字规范性等情况，进行认真审核，确保无差错。

财务出纳应每日对收款处上缴的报表单据的完整、规范、及时性、真实性进行认真复核，必须进行 HIS 系统核对，确保上交报表与系统结账数据的一致性、报表与银行存单的一致性。

主管会计对出纳的原始凭证的真实、完整、及时性进行审核，履行相应的稽核职责，尤其应注意复核每日收入入账合计数与系统月度报表数据的一致性。

（2）住院收入流程。

①流程图，见图 4 – 9。

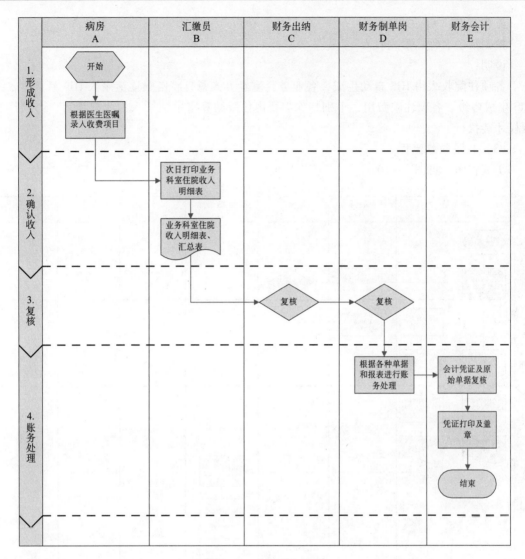

图 4 - 9　住院收入流程

②流程节点简要说明，见表 4 - 10。

表 4 - 10　　　　　　　　　　　　　　　　流程节点说明简表

节点	流程简要说明	输出文件
A1	业务科室经办人根据医嘱在 HIS 系统相关模块录入有关费用	
B2	汇缴员次日打印业务科室住院收入明细表	住院收入明细表、汇总表
C3	财务出纳对汇缴员上交的收入明细表及汇总表进行复核	住院收入明细表、汇总表
D3、D4	财务制单岗按时打印住院收入统计表，复核一致后，及时制单确认收入，并打印记账凭证	记账凭证
E4	财务主管会计对记账凭证及各类明细表格进行逐一核对，核对一致后加盖有效印章	记账凭证

③关键流程节点的详细说明。

流程节点：A1

控制活动名称：形成收入

说明：

各项住院收入由 HIS 自动生成，各业务科室经办人每日将医嘱逐笔录入 HIS 系统中，由 HIS 生成各级、各项住院费用，个别特殊需要由住院结算室单独录入的收费项目，必须经过授权才能执行。

（3）住院收款流程。

①流程图，见图 4 – 10。

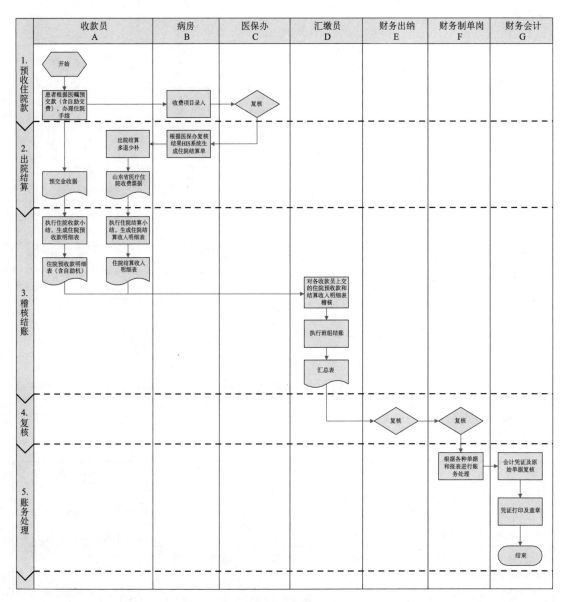

图 4 – 10　住院收款流程

②流程节点简要说明，见表 4-11。

表 4-11　　　　　　　　　　　　　　流程节点说明简表

节点	流程简要说明	输出文件
A1	患者根据医生开立的医嘱办理住院手续，按医嘱注明的预交金通过人工或自助设备缴纳住院押金	预交金收据
A2	收款员根据实收金额开具预交金收据；病人出院结算，收款员则收回预交金收据，根据系统实际结算金额多退少补，并给病人开具收费票据	山东省医疗住院收费票据/预交金收据
B1	患者住院后，病房根据医生所下医嘱及护士录入的护理费在 HIS 系统形成收费项目	
C1	医保办对录入系统的收费项目进行复核	
B2	患者出院时，病房根据医保办复核结果在 HIS 系统生成住院结算单，患者根据结算单至收款处办理结算手续	住院结算单
A3	收款员每日下班前在系统里执行收款小结，生成住院预收款明细表（含自助设备），报汇缴员稽核；出院结算的，收款员下班前在系统里执行结算小结，生成住院结算收入明细表，报汇缴员稽核	住院预收款明细表（含自助设备）、住院结算收入明细表
D3	汇缴员根据系统明细金额对收款员上报的各类报表进行逐一比对，核对一致后执行班组结账，形成汇总表	汇总表
E4	财务出纳依据系统数据对各类明细表和汇总表进行逐一比对，核对一致后办理收账手续	各类明细报表、汇总表
F4、F5	财务制单岗对各类明细表、汇总表等进行逐一核对，核对一致后进行账务处理	记账凭证
G5	财务会计对记账凭证及各类原始单据进行逐一复核，复核一致后进行凭证打印并加盖有效印章	记账凭证

③关键流程节点的详细说明。

流程节点：A1、A2、B1、B2、C1

控制活动名称：预收住院款、出院结算

说明：

病房医生及护士根据相关职责，在系统内生成收费项目；医保办负责对相关收费项目进行复核；住院处收款员负责住院预交金的收、退业务及病人出院时根据病房收费项目打印相应票据，与病人进行出院结算工作；住院处汇缴员负责对收款员的日报表及款项进行核对，审核退款事项，监督每日收款如数存入医院银行账户。

病人住院首先由收款员根据医生医嘱核定的预交金数额在 HIS 系统中录入，并同时打印住院预交金收据，每日由系统自动汇总形成预交金明细表，出院时，收款员首先核对预交金单据与系统数据，确保一致，在 HIS 中选中该病人所有预交金数据一次性结算，多退少补并收回预交金收据，打印正式收费票据，每日由系统自动汇总形成预交金退款明细表。

月末，财务科与住院收款处核对预交金总账与明细账余额，应收在院病人医药费总账与明细账余额，确保账账相符。

患者住院期间应全额缴纳住院医疗费。住院病区根据患者诊疗情况及时通知患者续缴住院押金。发生欠费的患者，病区护士及时协同医生催缴住院欠费。欠费患者责任医师评估患者当前诊疗情况，确需继续治疗的，经相关部门批准后可以欠费治疗，未经批准，病区不得增加新的住院治疗费用（抢救患者除外）。

患者办理出院登记前，住院病区应全部完成住院医嘱的下达，且对住院期间发生费用审核无误，患者办理出院结算后方可离院。因特殊原因无法办理者，住院病区与患者签立"延迟结算告知书"，住院病区留档备案，并再次告知患者在一个月内办理出院结算手续，逾期不结账的医院将自动结算。出院后逾期一个月未结算的患者名单，由收费科于次月发放至各住院病区，由住院病区催促患者补办出院结算手续。

流程节点：A3、D3、E4、F4

控制活动名称：稽核结账、复核

说明：

每个工作日汇缴员应对出院结算明细表、预交金收、退明细表的前后工作日数据连续性、报表内部数据的连续性、报表数据与票据的一致性等情况进行审核。

财务出纳应每日对汇缴员上缴的报表单据的完整、规范、及时性、真实性进行认真复核，必须进行网上核对，确保上交报表与系统报表数据的一致性、报表与银行存单的一致性。

财务会计对出纳的原始凭证的真实、完整、及时性进行审核，履行相应的稽核职责，复核每日结算金额、预交金收退金额每日合计数与系统月度报表数据的一致性。

（4）实习收入流程。

①流程图，见图4－11。

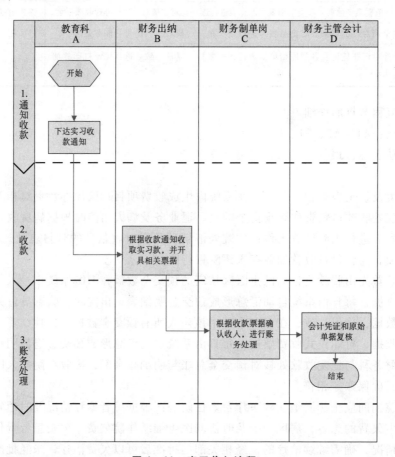

图4－11　实习收入流程

②流程节点简要说明，见表 4 - 12。

表 4 - 12　　　　　　　　　　　　　　　流程节点说明简表

节点	流程简要说明	输出文件
A1	教育科根据有关规定和实习计划，向财务科下达收款通知	收款通知单
B2	财务出纳根据收款通知单收款，并给缴款单位开具税务发票	税务发票
C3	财务制单岗根据发票及相关原始单据确认收入，并编制收入凭证	记账凭证
D3	财务主管会计根据原始单据和发票等信息，复核记账凭证和原始凭证是否合理合规，核对一致后加盖有效印章	记账凭证

③关键流程节点的详细说明。

流程节点：A1、B2

控制活动名称：通知收款、收款

说明：

凡来医院实习的院校，必须在学生入院前两个月，派人或来函与教育科联系，提交实习大纲和实习计划，办理实习手续，交纳实习费用。

实习费用的收缴由教育科负责下达，由财务科统一收取。

（5）财政拨款收入流程。

①流程图，见图 4 - 12。

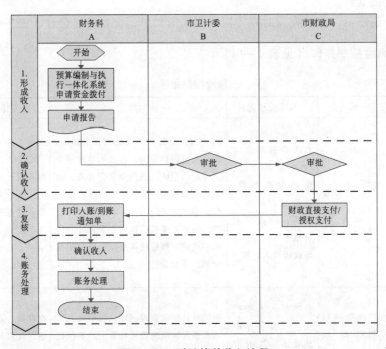

图 4 - 12　财政拨款收入流程

②流程节点简要说明，见表 4 - 13。

表 4 – 13　　　　　　　　　　　　　　流程节点说明简表

节点	流程简要说明	输出文件
A1	财务科根据医院实际情况，在财政系统里申报季度用款计划	季度用款计划表
B2	卫计委对医院申请的季度用款计划进行审批	季度用款计划表
C2	财政局对医院申请的季度用款计划进行审批	季度用款计划表
C3	财政局对医院申请的季度用款计划审批通过后，财政直接划拨资金到医院零余额账户或直接支付	季度用款计划表
A3	财政资金到账后，出纳及时到银行领取银行到账通知单，交会计入账	银行到账通知单
A4	财务科会计根据银行到账通知单确认收入并进行相应账务处理	银行到账通知单

③关键流程节点的详细说明。

流程节点：A1、B2、C2、C3、A3、A4

控制活动名称：财政拨款收入流程

说明：

财务会计每季度在财政预算编制与执行一体化系统中申报季度用款计划。

季度用款计划报市卫计委、市财政局审批，审批通过后，由市财政局直接划拨到医院零余额账户或直接支付。

财政资金到账后，出纳要及时取得银行到账通知单，交财务科会计入账并确认收入。

4.2.8　风险控制矩阵（见表 4 – 14）

表 4 – 14　　　　　　　　　　　　　　风险控制矩阵

编号	子流程	风险点	风险点描述	控制措施	责任主体	文件依据
4.2.8.1	门诊、住院收入流程	收款岗位设置风险	收入业务相关岗位设置不合理、岗位职责不清，收款与会计核算等不相容岗位未有效分离，可能导致错误或舞弊	（1）医院财务出纳人员和收入制证、记账人员岗位分离，收款人员和预交金登记及记账人员岗位实行分离，收款人员和稽核人员岗位实行分离；（2）执行汇缴员对收款员稽核、财务出纳对汇缴员稽核、主管会计对出纳稽核的三级稽核体系，各岗位相互分离，不得兼任	收款员、出纳、会计主管、财务科负责人	《医院收入管理制度》
4.2.8.2	门诊、住院、实习收入流程	收费项目和标准风险	各项收入未按照法定项目和标准征收，导致收费不规范或乱收费	医院制订物价管理制度，各项收入要认真执行国家的物价政策，严格执行国家制定的收费标准，依法组织收入	收款员、出纳、收费科物价岗	《医院物价管理制度》

续表

编号	子流程	风险点	风险点描述	控制措施	责任主体	文件依据
4.2.8.3	门诊、住院、实习收入流程	收入未由专门部门负责风险	未由财务部门统一办理收入业务，其他部门和个人未经批准办理收款业务，可能导致财务舞弊或者私设"小金库"的产生；规定由财务部门统一办理款项支付，有助于对资金的控制，其他部门和个人经手款项收付，可能导致舞弊	财务科负责对全院各项各类收入进行收缴核算，对收缴的每笔收入均由交款人填写缴款单；财务科出纳对医院收款员在交款同时上缴的班组结账汇总表、个人结账单、预交金收退明细汇总表要逐笔进行审核，同时进行网上校对，确保结账报表的真实性、账表的一致性	收款员、出纳、会计主管、财务科负责人	《医院收入管理制度》
4.2.8.4	门诊、住院、实习收入流程	收入未及时上缴风险	未完善医疗收入上缴管理工作，导致资金无法及时回笼，资金被隐瞒、挪用	设置出纳员及内部稽核员岗位职责，针对收款情况进行分析、对账，及时检查并作出必要处理	收款员、出纳	《医院收入管理制度》
4.2.8.5	门诊、住院、实习收入流程	收入未执行"收支两条线"风险	违反"收支两条线"管理规定，截留、挪用、私分应缴医院的收入，或者各项收入不入账或设立账外账，可能导致私设"小金库"和资金体外循环	医院的全部收入要纳入财务部门统一核算和管理，其他部门和个人都不得私自收取任何费用，严禁私设"小金库"和账外账	收款员、出纳	《医院收入管理制度》
4.2.8.6	门诊、住院、实习收入流程	部门沟通不力风险	执行部门和财务部门沟通不力，容易造成应收未收款项发生	医院的相关收入由住院病区、门诊、教育科等业务科室负责催缴。财务科根据业务科室系统内开具的收费项目或相关收费单据收费记账。财务科定期与相关业务科室进行对账	业务科室、财务科	《医院收入管理制度》

4.3　支出管理流程

4.3.1　概述

支出是指医院在开展医疗服务及其他活动过程中发生的资产耗费和损失。支出包括医疗支出、财政项目补助支出、科教项目支出、管理费用和其他支出。医疗支出，即医院在开展医疗服务及其辅助活动过程中发生的支出；财政项目补助支出，即医院利用财政补助收入安排的项目支出；科教项目支出，即医院利用科教项目收入开展科研教学活动发生的支出；管理费用，即医院行政及后勤管理部门为组织、管理医疗和科研、教学业务活动所发生的各项费用；其他支出，即除上述以外的支出项目。支出业务控制流程主要是保证医院的各项支出合理合规、合理有效、厉行节约。

支出业务控制主要是根据上级部门相关政策与制度的规定以及医院的相关管理制度，明确各项开支的范围和标准，采用预算控制、审批控制、标准控制、会计控制等手段确保各项支出业务合规、合理、有效、节约。支出方式包括支票支付、网银支付和现金支付。

4.3.2　主要业务范围

支出业务控制主要明确了医院支出管理流程的各个节点、岗位分工、管控要求，并对流程节点进行详细说明；同时，对资金支出、预付款、个人借款、发票报销、应付款项、办公用品、印刷费、信息办公家具维修、医疗设备维修、零星工程维修、差旅费、外出参加学术活动、外出参加指令性会议、宣传费、外出培训进修、公务接待、租车、公务用车、公务车维修保养、工资发放、绩效发放、劳务费、抚恤金、医疗纠纷、报销冲账、出纳付款的流程节点、岗位分工、管控要求进行了规范。

4.3.3　涉及的部门（岗位）及职责

（1）财务科。

①按照《会计法》《医院会计制度》《医院财务制度》及国家有关规定和财经法规的要求设置会计科目，建立账簿，进行现金收付、银行结算、审核、归类、制单、复核、记账、编制报表及债权债务的核算管理工作。

②根据经济合同和有关规章制度，认真审查每笔经济业务。

③严格审核每一项经济业务的原始凭证是否合法，内容是否真实，数字是否正确，印章是否完整，审批手续是否完备，对不符合规定及手续不完备的经济业务应建议经办人员补办手续或拒绝办理。

④根据每笔经济业务内容，审核会计分录和会计科目的运用是否正确。

⑤会计凭证及会计资料的归集、保管工作。

（2）业务科室、归口职能科室。

①负责编制本科室支出预算。

②负责据实提出支出事项申请，按规定履行相应的审批程序。

③负责按照相关规定办理经费支出报销手续，按要求提供真实有效的票据。

④掌握本科室的预算执行情况，确保经费支出不超出预算额度。

⑤对本科室经费支出的真实性、合规性负责，规范各项业务行为。

（3）分管院长。负责按照支出事项审批权限，对分管的业务科室支出事项进行审核（批）。

（4）院长。负责按照支出事项审批权限，对医院支出事项进行审批。

（5）院长办公会。负责按照经费支出事项审批权限，对医院重大财务事项或者非常规性事项以及需要再分配事项进行审议。

4.3.4 主要风险

（1）支出业务相关岗位设置不合理、岗位职责不清或支出申请和内部审批、付款审批和付款执行、业务经办和会计核算等不相容岗位未有效分离，可能导致错误或舞弊。

（2）各项支出申请不符合预算管理要求或者没有预算，可能导致单位预算失控或者经费控制目标失效。

（3）各项支出范围及标准不符合相关政策与制度的要求，可能导致单位预算失控或者经费控制目标失效。

（4）各项支出未经适当的审批程序，尤其对于重大支出未经集体决策程序，可能导致错误或舞弊。

（5）未严格按照审批结果办理资金支付，导致资金支付不合规。

（6）各项支出的费用报销计算不准确，支出会计处理不符合会计制度要求，可能导致单位账实不符，财务信息失真。

（7）各项支出缺乏定期的分析与监控，并对重大问题缺乏应对措施，可能导致单位支出失控；支出的分析和监控可以结合预算执行分析来进行，通过必要的分析和监控，可以分析单位支出的合理性，发现重大的支出异常及时纠正，合理安排现金流，避免资金链断裂等风险。

（8）款项支付后，缺少及时催要发票或及时冲账机制，容易导致款项长期挂账，影响会计核算。

（9）借款制度不完善，缺少对借款条件和范围的约束、借款金额的限定，缺乏对借款办理程序的规定，可能导致借款行为混乱，控制流于形式。

（10）缺少对借款定期清理可能导致借款收不回，资金管理失控。

（11）单据审核不严格，采用虚假或不符合要求的票据报销，可能导致单位支出业务不合法合规。用"假发票"报销，套取资金。

（12）没有与外出进修人员签订进修协议，或者进修协议内容不完整，容易导致人才流失。

（13）没有对外出进修人员进行适当考核，将无法确定进修成果，容易导致进修流于形式，或影响业务工作的提升。

（14）公务用车完毕，没有及时记载来回里程数，容易出现公车私用或舞弊行为。

（15）没有定期统计公务用车运行费用，或公务用车运行费用统计不完整，容易导致公车管理混乱。

（16）劳务费单据审核不严或大量用现金支付，容易出现舞弊现象。

4.3.5 控制目标

支出业务的控制目标主要包括：（1）各项支出符合国家相关法律法规的规定，包括开支范围和标准等；（2）各项支出符合规定的程序与规范，审批手续完备；（3）各项支出均得到正确核算，相关财务信息真实完整；（4）印章和资金等保管合理合规，没有因保管不善或滥用而产生错误或舞弊行为；（5）各项支出真实合理，效率和效果良好。

4.3.6 不相容岗位

支出业务的不相容岗位至少包括以下内容：（1）单位内支出控制标准的制定与执行；（2）支出计划的编制与审批；（3）支出的申请与审批；（4）支出的执行与会计记录；（5）支出的执行与检查监督；（6）支出的执行与考核。

4.3.7 业务流程描述

（1）资金支出审批总流程。

（注释：凡是涉及资金实际支出的，无论是否取得有效发票，均适合本流程。）

①流程图，见图4-13。

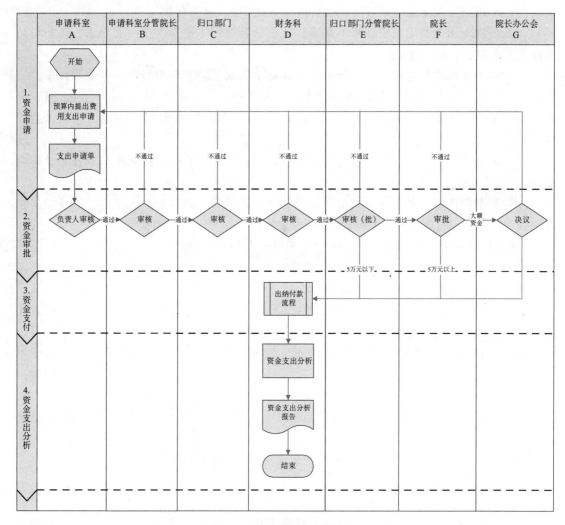

图4-13 资金支出审批流程

②流程节点简要说明，见表4-15。

表 4 - 15　　　　　　　　　　　　　　流程节点说明简表

节点	流程简要说明	输出文件
A1	申请科室经办人根据业务性质在预算内填写相关业务的支出申请单	支出申请单
A2	申请科室负责人审核，重点审核业务的真实性，资金支出的合理性、必要性	支出申请单
B2	申请科室分管院长审核，重点审核业务的真实性，资金支出的合理性、必要性	支出申请单
C2	归口科室负责人审核，重点审核业务的真实性，资金支出的合规性、必要性	支出申请单
D2	财务科负责人对资金支出的合理性、合规性进行审核	支出申请单
E2	归口分管院长对资金支出的真实性、合理性、合规性、必要性进行审核；对 5 万元以下的费用进行审批	支出申请单
F2	院长对 5 万元以上资金支出的合规性、合理性进行审批；属于"三重一大"事项的申请，提交院长办公会	支出申请单
G2	院长办公会对申请事项进行决议，形成决议文件	决议文件
D3	财务科出纳对审批通过的支出申请单办理支付手续	资金支付凭证
D4	财务科会计定期对资金支出的实际情况进行分析，并形成资金支出分析报告，报有关领导审阅	资金支出分析报告

③关键流程节点的详细说明。

流程节点：A2、B2、C2、D2、E2、F2、G2

控制活动名称：资金审批

说明：

医院资金支出项目主要有：药品支出；卫生材料、低值易耗品等物资支出；医疗设备、后勤设备等固定资产支出；人员经费、办公费、差旅费、培训费、物业费、维修费等费用项目支出以及重点学科、优秀人才培养等专项支出。

医院资金支出审批程序：申请科室经办人在系统内根据预算控制数填写相关单据并签字，报本科室负责人、本科室分管院长、归口科室负责人审核后，报财务科负责人审核；财务科负责人审核通过后，报归口分管院长，5 万元以下由分管院长审批，5 万元以上报院长审批，其中大额资金项目由院长办公会决议通过；各项资金支出涉及政府采购的，应按照政府采购的相关要求执行，符合市卫计委采购要求的，应按照卫计委的相关要求执行，并遵循公开透明、公平竞争、诚实信用原则。

有下列情况之一的，不予审批：按规定需要招标或议标决定的项目，未按规定进行招标或议标的；按规定需要进行政府采购的物品，未按规定进行政府采购的；按规定需要有审计结论方能支付的资金，未有审计结论的；按规定需要签订合同方能支付的资金，未签订合同的；签有合同，未按合同约定或超过合同约定金额支付的；弄虚作假、变相虚列、挥霍浪费的；其他违犯国家有关法律法规和规章制度的。

严格资金支出，厉行节约反对浪费：应当遵循先有预算、后有支出的原则，医院预算采用系统控制，严格执行预算，超预算或者无预算不安排支出，严禁虚列支出、转移或者套取预算资金；强化预算约束，年度执行中一般不予追加；因特殊需要追加的，由财务科审核后按程序报批；建立预算执行全过程动态监控机制，对违规转移资金、超额提取现金、不按预算规定用途使用资金等行为进行重点监控。

流程节点：D4

控制活动名称：资金支出的定期分析报告

说明：

按照资金支出性质定期进行资金支出分析，定期向院领导报送各项资金支出情况及预算执行情况的分析报告。

财务科定期编制医院资金支出情况报告及预算执行情况报告，为院领导管理决策提供信息支撑。

资金支出中发现的异常情况，各业务科室负责人应及时采取有效措施，规范各项业务行为，保障各项工作的顺利开展。

审计科室应定期审计，对严重违规现象追究负责人责任。

（2）预付款审批流程。

（注释：本流程适合先付款，后收到发票的业务。）

①流程图，见图4-14。

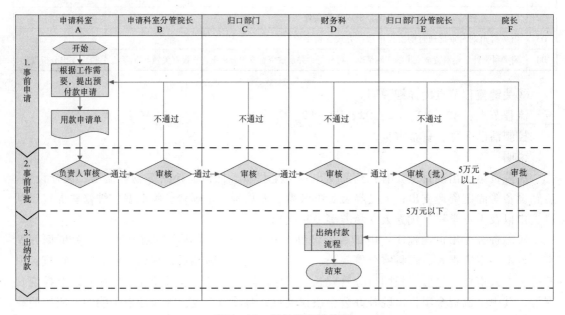

图4-14 预付款审批流程

②流程节点简要说明，见表4-16。

表4-16 流程节点说明简表

节点	流程简要说明	输出文件
A1	申请科室经办人根据业务需求填写"用款申请单"	用款申请单
A2	申请科室负责人对预付款事项的真实性、必要性进行审核	用款申请单
B2	申请科室分管院长对预付款事项的合理必要性进行审核	用款申请单
C2	归口科室负责人审核，重点审核业务的真实性，预付款事项的合规性、必要性	用款申请单
D2	财务科负责人对预付款金额的合理性、合规性进行审核	用款申请单
E2	归口分管院长对预付款事项的真实性、合理性、合规性、必要性进行审核；对5万元以下的审批事项进行审批，5万元以上的审核后报院长审批	用款申请单
F2	院长对5万元以上的预付款事项及金额的合规性进行审批	用款申请单
D3	财务科出纳根据审批通过的"用款申请单"办理资金支付手续	资金支付凭证

③关键流程节点的详细说明。

流程节点：A2、B2、C2、D2、E2、F2

控制活动名称：事前审批

说明：

医院的预付款事项一般是指邮电费、水电费、燃气费、供暖费、通信费、车辆保险、车辆加油费，以及其他根据合同条款需要预付的项目。

审批程序：业务经办人根据业务需求填写"用款申请单"，说明预付款项事由及金额，由科室负责人审核通过后，依次交申请科室分管院长、归口科室负责人、财务科负责人，其中 5 万元以下的报归口科室分管院长审批，5 万元以上的需要报送院长审批后支付。

（3）个人借款审批流程。

①流程图，见图 4 - 15。

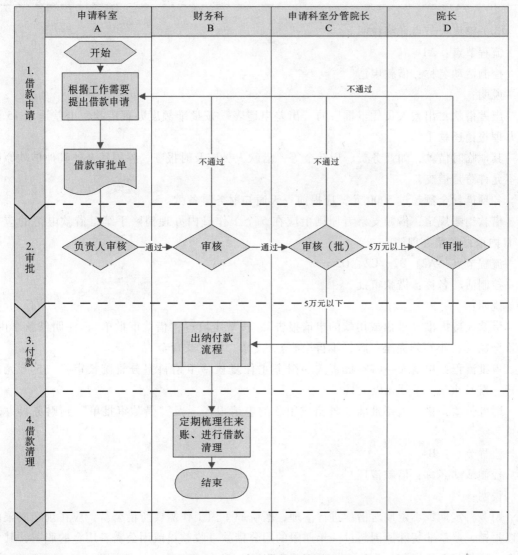

图 4 - 15 个人借款审批流程

②流程节点简要说明，见表 4 - 17。

表 4 - 17　　　　　　　　　　　　　流程节点说明简表

节点	流程简要说明	输出文件
A1	申请科室借款人根据工作需要提出借款申请，填写"借款审批单"	借款审批单
A2	申请科室负责人对借款事项及金额的真实性、必要性进行审核	借款审批单
B2	财务科负责人对借款事项及金额的合理性、合规性进行审核	借款审批单
C2	申请科室分管院长对借款事项及金额的合理性、合规性、必要性进行审核，并对 5 万元以下的借款进行审批	借款审批单
D2	院长对 5 万元以上的借款事项的金额及合规性进行审批	借款审批单
B3	财务科出纳根据审批通过的"借款审批单"办理支付手续	付款凭证
B4	财务科会计定期分析借款，并及时进行借款清理	

③关键流程节点详细说明。

流程节点：A1

控制活动名称：借款申请

说明：

出差借款：出差人员凭审批后的"出差申请表"按批准额度办理借款，出差返回 15 日内办理报销还款手续。

其他临时借款，如业务费、周转金等，借款人员应及时报账，除周转金外其他借款原则上不允许跨月借支。

各项借款金额超过 5000 元，应提前一天通知财务科备款。

借款销账规定：借领支票者原则上应在 5 个工作日内办理销账手续；借款电汇的应在 15 日内取得发票办理销账。

流程节点：A2、B2、C2、D2

控制活动名称：借款审批

说明：

借款人持批准"外出或用款的申请报告"，按规定填写"借款审批单"，注明借款事由、借款金额（大小写须完全一致，不得涂改）、支票、电汇或现金。

审批流程：申请人→科室负责人→财务主任复核→申请科室分管院长审批（5 万元以下）→院长审批（5 万元以上）。

财务付款：借款人持批准"外出或用款的申请报告"及"借款审批单"到财务科办理领款手续。

流程节点：B4

控制活动名称：借款清理

说明：

财务科定期或不定期对借款进行清理，医院职工因工作需要所借公款，应在规定期限内予以报销，严禁非特殊原因超过一年期限的因公借款。收款员或因公需备用金的职工，其备用金也应每年至少进行一次清查，严禁公款私用、私存。借款未还者原则上不得再次借款，财务科有权从其工资中扣回。

（4）发票报销审批流程。

（注释：本流程指的是发票报销后直接付款的业务。）

①流程图，见图 4－16。

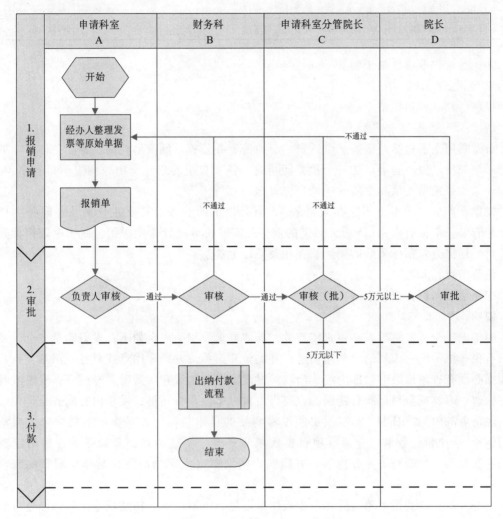

图 4－16 发票报销审批流程

②流程节点简要说明，见表 4－18。

表 4－18   流程节点说明简表

节点	流程简要说明	输出文件
A1	申请科室经办人整理票据，系统内提交本科室负责人审核	报销单
A2	申请科室负责人对发票业务及金额的真实性、合理性进行审核	报销单
B2	财务科负责人对发票事项及金额的合理性、合规性、票据的真伪性进行审核	报销单

续表

节点	流程简要说明	输出文件
C2	申请科室分管院长对发票业务及金额的真实性、合理性进行审核，对5万元以下的业务进行审批，5万元以上的业务审核后报院长审批	报销单
D2	院长对5万元以上的发票业务及金额的合规性进行审批	报销单
B3	财务科出纳根据审批通过的原始单据办理资金支付手续	付款凭证

③关键流程节点详细说明。

流程节点：A1

控制活动名称：报销申请

说明：

日常费用主要包括差旅费、电话费、交通费、办公费、低值易耗品及备品备件、业务招待费、培训费、资料费等。在一个预算期间内，各项费用的累计支出原则上不得超出预算。计划外采购报销持发票和批复的申请报告报销。

发票背面应注明事由、经办人签名。5万元以下的业务经科室主任确认、财务主任审核、分管院长审批后报销；5万元以上的业务还需院长审批后方能报销。属于医院招标采购的项目，还需分管招标采购的副院长在相关凭证上签字。

流程节点：A1

控制活动名称：报销申请

说明：

报销人提交的发票单据必须真实有效，具体要求及相关规定如下：发票印章齐全，发票必须有税务机关统一印制的发票监制章，并加盖开票单位发票专用章或财务专用章，行政事业收据必须有省或市级财政部门统一印制的财政票据监制章并加盖财务专用章；发票或收据不得涂改，内容或金额记载有错误的，应当由对方单位重新开具；发票内容应齐全，单位名称、经济业务内容、日期、品名（必须填写物品的具体名称，大宗物品附售货单位盖章购物明细单）、单价、数量、金额等项目据实填写齐全，字迹清楚，金额正确；通用定额发票，要在发票上注明经济业务内容，并附购物明细单（大宗物品附售货单位盖章的购物明细单）。

财务人员在收到报销单据后，审核报销单据是否填写正确、粘贴规范，是否经过有效批准，所附附件是否合法合规等，对不符合要求的，应退回报销人并说明退回理由。

财务应重点对"费用报销单"所附的原始发票和单据进行合规性、合法性审查，对费用金额的计算进行复核稽查。

出纳人员收到报销单后，应检查经办人、科室负责人、分管院长、财务科负责人、院长、审核会计等签名是否齐全，对审批手续齐全的报销单据应及时给予报销，对于不符合审批手续的报销单，出纳有权拒绝报销或付款。

流程节点：D2

控制活动名称：付款

说明：

尚未付款或者按照合同分期付款的业务，收到发票后，发票后面需附有合同或者入库单、验收单等有效单据，经过审批后，财务科会计进行发票挂账处理。

经办人提交的单据必须真实、有效，没有虚假发票。

（5）应付款项审批流程。

①流程图，见图 4 - 17。

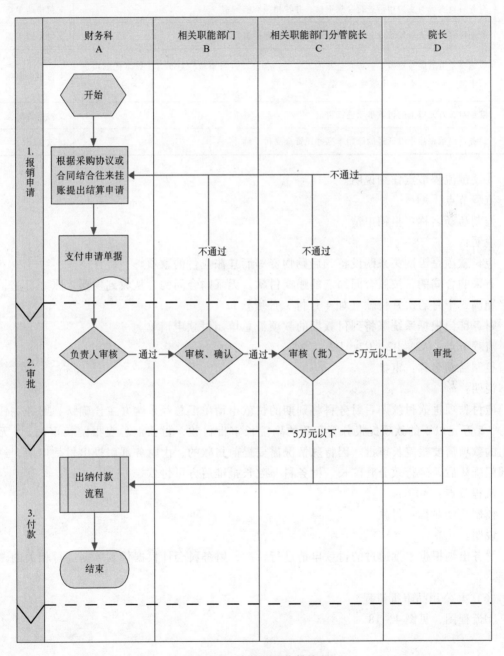

图 4 - 17　应付款项审批流程

②流程节点简要说明，见表 4 - 19。

表 4 – 19　　　　　　　　　　　　　流程节点说明简表

节点	流程简要说明	输出文件
A1	财务科根据采购协议或合同对符合付款进度的挂账单位开具支付申请单据	支付申请单据
A2	财务科负责人对支付申请进行合规审核，并转相关职能科室	支付申请单据
B2	职能科室负责人对发票业务及金额的真实性、合理性进行审核确认	支付申请单据
C2	职能科室分管院长对发票业务及金额的真实性、合理性进行审核，对 5 万元以下的款项进行审批，5 万元以上的上报院长审批	支付申请单据
D2	院长对 5 万元以上的付款事项进行审批	支付申请单据
A3	财务科出纳根据审批通过的原始单据办理资金支付手续	付款凭证

③关键流程节点详细说明。

流程节点：A1

控制活动名称：报销申请

说明：

应付款项是因购买采购设备、后勤物资等而挂账应付的款项。

有采购合同的，按照合同约定的账期付款。无采购合同的，从收到发票入账之日起，按照账期满 3 个月后次月付款（如 4 月付 1 月货款）。

财务部门根据系统账将到付款期的款项汇总填制付款申请单。

流程节点：A2、B2、C2、D2

控制活动名称：审批

说明：

应付款项进入付款期后财务科将到期的付款申请单汇总经采购办主任确认、财务主任签字后，5 万元以下的款项提报分管行政的副院长审批付款，付款汇总表报院长审阅，5 万元以上的款项需要报院长审批。因特殊情况需要提前付款的，由财务部门提出付款申请，经采购部门确认后，经行政分管院长、财务科、院长批准后方可付款。

流程节点：A3

控制活动名称：付款

说明：

财务出纳根据审批通过的付款申请进行付款，财务科会计根据付款单据进行相关的账务处理。

（6）办公用品审批流程。

①流程图，见图 4 – 18。

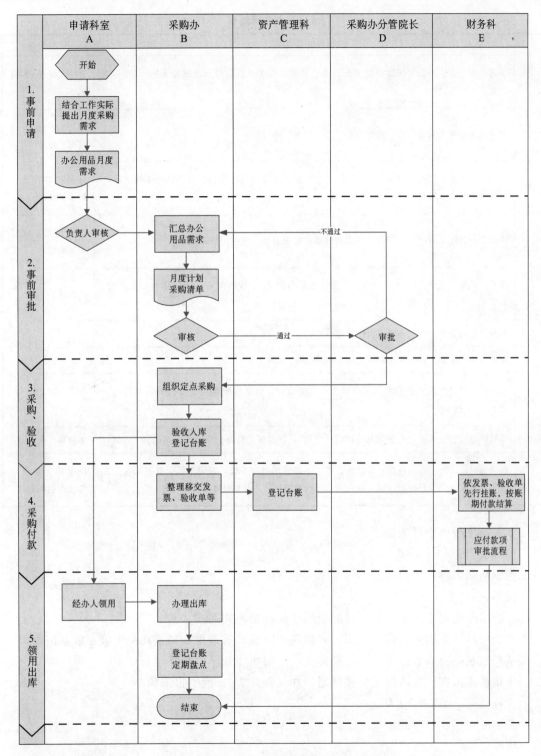

图 4 - 18　办公用品审批流程

②流程节点简要说明，见表 4 - 20。

表 4 – 20   流程节点说明简表

节点	流程简要说明	输出文件
A1	申请科室经办人根据工作需要提出办公用品需求，形成《办公用品月度需求》，报本科室负责人审核	办公用品月度需求
A2	申请科室负责人对办公用品需求的必要性、合理性进行审核	办公用品月度需求
B2	采购办汇总各申请科室月度需求，根据库存情况汇总形成《办公用品月度计划采购清单》，由本科室负责人审核	办公用品月度计划采购清单
D2	采购办分管院长对"办公用品计划采购清单"必要合理合规性进行审批	办公用品月度计划采购清单
B3	采购办依据审批通过的"办公用品月度计划采购清单"，按医院有关规定进行定点采购，并验收入库、登记台账	入库单
B4	采购办整理发票、验收单等交资产管理科	
C4	资产管理科根据采购办交来的相关单据入系统账	
E4	财务科对已经办理完相关手续的单据进行挂账处理；后期按照医院的应付账款流程进行付款	
A5	申请科室依据上报的"办公用品月度需求计划"，领用所需的办公用品	出库单
B5	保管员对已购办公用品进行日常管理，负责办理领用出库手续、登记台账，并组织有关人员定期或不定期进行盘点，编制办公用品盘点明细表，并由本科室负责人审核	出库单、办公用品盘点明细表

③关键流程节点详细说明。

流程节点：A1

控制活动名称：事前申请

说明：

办公用品指用于日常办公所需的耐用物品和易消耗品。

办公用品的采购由采购办负责，遵循耐用物品按需购置、易消耗品少量存放备用原则。从严控制办公购置经费，压减经费支出，切实降低单位日常运行成本。

申请科室需在预算内提报申领计划，并于每月 25 日前上报采购办。

流程节点：A2、B2、D2

控制活动名称：事前审批

说明：

申请科室每月 20 日前提交采购需求，经科主任批准后报采购办。采购办结合库存情况，编制月度计划采购清单。采购办应根据库存量合理规划月采购数量及额度。

流程节点：B3

控制活动名称：采购验收

说明：

办公用品按医院物资采购目录采购，严格执行《HRP 信息系统物资目录准入管理制度》，超目录原则上不予采购。

办公用品到货后应先入库房，经保管员验收后方可办理移库和申领手续。

验货人和采购人不能由一个人担任。货物验收内容包括品种、数量、单价、规格型号等，发现问题产品应拒绝收货。验收合格的物资，应根据有验收人及相关人员签字的发票与清单及时办理入库手续。

流程节点：B4、C4、D4

控制活动名称：采购付款

说明：

采购办在验收入库完毕后将入库单、发票、验收单等单据移交至资产管理科，由资产管理科根据单据登记库存明细账。

财务科根据资产管理科转来的单据进行相应挂账处理，付款根据合同账期和应付款流程处理。

流程节点：A5、B5

控制活动名称：领用出库

说明：

各科室在提报的采购计划内申领物品。未提报采购计划的原则上不得申领。特殊情况需要超计划申领的，经分管领导批准，可追加采购计划，但追加采购计划次数将纳入科室绩效考核指标减分项。

设立二级库的科室应在提报的采购计划内进行物资调拨。

设立二级库的科室应配备专人管理二级库房，根据预设的成本对象要求及时办理出库手续，不得白条抵库。

未设二级库的部门办理申领手续后，科室领用物资由本部门在物资管理系统中进行申领，经本部门负责人审批，由物资会计生成出库单发送至仓库保管员处。

库管员在日常的工作中，应不断运用动态盘点法、循环盘点法和重点盘点法对库存物资进行盘点，对所分管库的物资的库存、有效期及保存状态做到实时监控。库房应在每月末进行全面盘点，编制盘点表，并形成盈亏物资明细表报资产管理科，经办公会批准后进行处置。

（7）印刷费审批流程。

①流程图，见图 4 - 19。

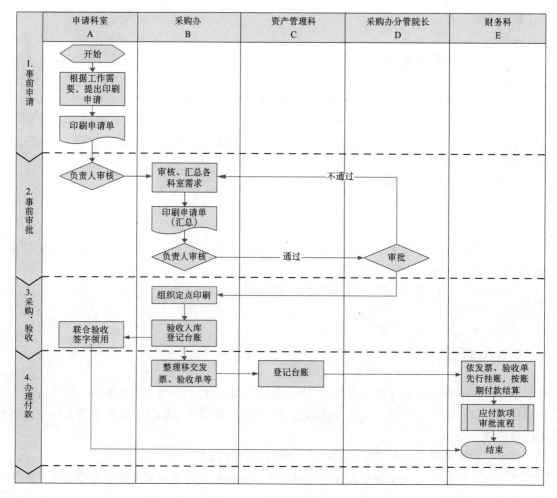

图 4-19 印刷费审批流程

②流程节点简要说明，见表 4-21。

表 4-21 流程节点说明简表

节点	流程简要说明	输出文件
A1	申请科室经办人根据工作需要提出印刷需求，形成"印刷申请单"	印刷申请单
A2	申请科室负责人对印刷申请的必要性、合理性进行审核	印刷申请单
B2	采购办汇总审核各申请科室需求，汇总形成"印刷申请单（汇总）"，由本科室负责人审核	印刷申请单（汇总）
D2	采购办分管院长对"印刷申请单（汇总）"进行审批，重点审核其必要性、合理性、合规性、真实性	印刷申请单（汇总）
B3	采购办依据审批通过的"印刷申请单（汇总）"，按医院有关规定进行定点印刷；印刷完毕库管员组织验收入库并登记台账	入库单
A3	申请科室对完工的印刷品与采购科室库管员联合验收，验收合格后领用出库	出库单
B4	采购完成后，采购人员负责整理发票、销货清单、入库验收单等原始单据交于资产管理科	报销单据
C4	资产管理科根据收到的单据登记库存明细账，并办理报销	报销单据
E4	财务科出纳依据审批通过的费用报销单据办理挂账手续，待后期结算时付付款（一般四个月账期）	付款凭证

③关键流程节点详细说明。

流程节点：A1

控制活动名称：事前申请

说明：

医院印刷品主要有：医疗类刊物、票据类、报表类、书刊培训资料类、宣传用品类等。

印刷品管理的基本原则：规范、务实、节俭、环保。

树立节俭、环保意识，尽量减少不必要的印刷项目，严格控制印刷品数量，抵制铺张浪费。

限制高档纸张、套色印刷、精美装帧的使用。

对外宣传或印刷品本身对印刷工艺有特殊需求的印刷活动，各科室要明确印刷用途及印刷相关需求。

流程节点：A2、B2、D2

控制活动名称：事前审批

说明：

各科室根据预算及工作需求编制"印刷申请单"，由采购办保管员负责汇总编制"印刷申请单（汇总）"。

经采购办负责人审核后，报采购分管院长后由采购科室统一到医院招标确定的印刷企业进行定点印刷。

流程节点：A3、B3

控制活动名称：采购验收

说明：

采购科室依据审批通过的"印刷用品申请单（汇总）"进行定点采购。

从严控制印刷用品购置经费，压减经费支出，切实降低单位日常运行成本。

对达到公开招标限额标准以上的印刷项目，以公开招标方式单独实施；对未达到公开招标限额标准的，根据具体情况选择适当的印刷定点供应商。

提出印刷需求的科室负责印刷品的样品确认和印刷质量把关。

属于为业务科室个别进行采购的印刷用品，由业务科室与采购办库管员对其数量和质量进行联合验收；验收不合格的印刷用品应及时退给供应商，验收合格的由业务科室和库管员在"入库单"上签字确认。

采购办按照制度规定建立印刷用品台账，严格执行印刷用品领用审批程序。

申请科室按照印刷申请的范围领用印刷用品，实行"计划采购、定额限量供应"的管理办法。

流程节点：B4、C4、D4

控制活动名称：办理付款

说明：

库管员办理出库手续，根据领用出库情况登记台账，并组织有关人员定期或不定期对库存情况进行盘点，出具盘点明细表，由采购办负责人审核。

采购员整理相关发票、采购清单、验收单、入库单、出库单等相关单据移交资产管理科物资会计登记二级明细账。

　　财务科会计根据资产管理科转来的相关单据进行挂账处理，付款按应付款流程处理（院长授权管理制度）。

　　（8）信息设备、办公家具等维修审批流程。

　　①流程图，见图4－20。

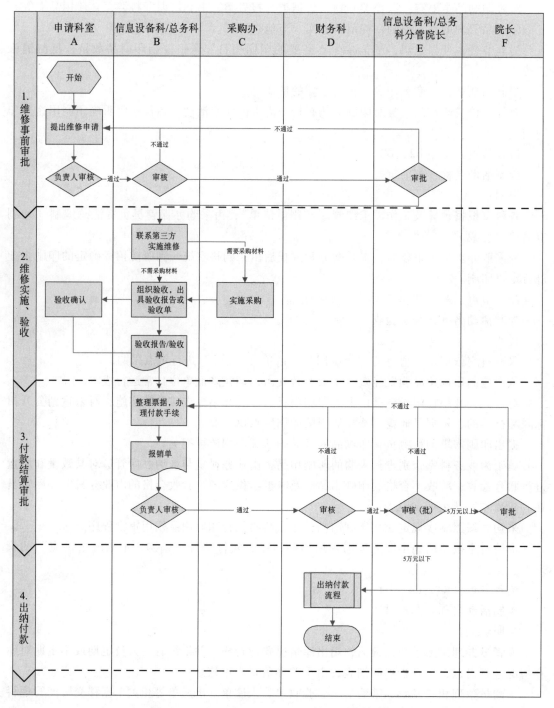

图4－20　信息设备、办公家具等维修审批流程

②流程节点简要说明，见表 4 – 22。

表 4 – 22　　　　　　　　　　　流程节点说明简表

节点	流程简要说明	输出文件
A1	申请科室经办人根据资产的实际状况提出维修需求，报科室负责人审核	维修审批单
B1	信息科/总务科经办人查看资产情况并确定维修方案，经本科室负责人审核	维修审批单
E1	信息科、总务科分管院长对维修方案的真实性、必要性、合理性等方面进行审批	维修审批单
B2、C2	信息科、总务科对需要外部维修的联系第三方进行维修；其中需要采购材料的，报采购办进行采购	采购申请单
B2	维修完毕，进行联合验收，并出具验收报告或验收单	验收报告、验收单
A2	申请科室在维修完毕后与相关职能科室进行联合验收，并在验收报单上签字确认	验收报告、验收单
B3	信息科、总务科相关人员整理相关单据，填制报销单交由科室负责人审核	报销单
D3	财务科负责人对维修相关报销单据进行审核	报销单
E3	信息科、总务科分管院长对 5 万元以下的维修事项进行审批，5 万元以上的事项审核后报院长	报销单
F3	院长对 5 万元以上的维修事项进行审批	报销单
D4	财务科出纳依据审批通过的相关单据办理付款手续	

③关键流程节点详细说明。

流程节点：A1、B1、E1

控制活动名称：维修事前审批

说明：

此流程中总务科负责的维修范围包括：电力设备、管线、照明灯具及线路、电扇、开关、插座等维修；水龙头、供水供暖管道、阀门、排污管疏通及设施设备的一般维修；空调、供暖、新风及末端设备的一般维护维修；门、窗、锁、玻璃、卫生洁具的修配；办公家具（橱、柜、桌椅）的维修等；临时性、突击性电器照明及给排水小型安装和改造等；建筑物内外墙体、墙面、地板、天花板、防水等小型维修；医院道路、围墙、护栏等零星维修；其他零星维修、安装等项目。

信息科负责的维修范围主要是办公设备及软硬件等。

维修宗旨：保修方便，维修及时；科学管理，责任到位。

流程节点：A2、B2、C2

控制活动名称：维修实施、验收

说明：

需要外协维修及需要采购配件的由采购办按照医院相关流程进行审批；维修完毕由维修员组织相关人员及申请科室进行联合验收，验收应签字确认。

流程节点：B3、D3、E3、F3

控制活动名称：付款结算审批

说明：

维修人员在验收完毕后整理相关单据，办理报销手续，报销单应附验收报告及事前申请的相关单据；按照"院长授权审批"制度要求，5 万元以下的维修费用由维修部门分管院长进行审批，超过 5 万元由院长进行审批，审批通过，出纳办理付款。

（9）医疗设备维修审批流程。

①流程图，见图4-21。

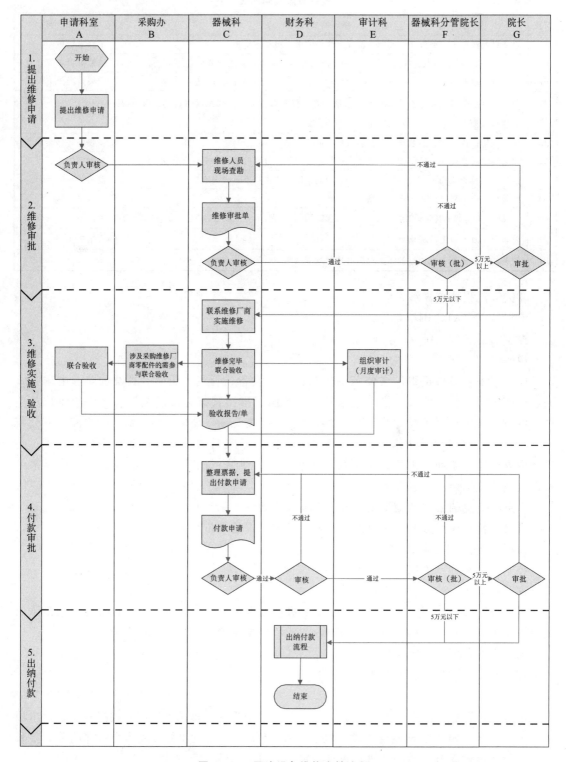

图4-21 医疗设备维修审批流程

②流程节点简要说明，见表 4 – 23。

表 4 – 23　流程节点说明简表

节点	流程简要说明	输出文件
A1	申请科室经办人根据医疗设备的实际运行状况提出维修需求	维修审批单
A2	申请科室负责人对维修申请的真实必要性进行审核	维修审批单
C2	器械科维修人员查看现场并确定维修方案，经本科室负责人审核	维修审批单
F2	器械科分管院长对 5 万元以下的维修方案的真实性、必要性、合理性等方面进行审批	维修审批单
G2	院长对 5 万元以上医疗设备维修进行审批	维修审批单
C3、B3、A3	器械科维修人员就审批通过的维修事项联系维修厂商实施维修；维修完毕后，视情况进行联合验收，填写验收报告（单）	验收报告（单）
E3	审计科对维修事项及付款手续的合理合规性组织月度审计	审计报告
C4	器械科维修人员维修完毕后整理发票等单据，提交器械科负责人审核	付款申请
D4	财务科负责人对维修事项的合理合规性及付款申请进行审核	付款申请
F4	器械科分管院长对 5 万元以下的维修付款事项进行审批	付款申请
G4	院长对 5 万元以上的付款申请的合理性、合规性等方面进行审批	付款申请
D5	财务科出纳依据审批通过的相关单据办理付款手续	付款凭证

③关键流程节点详细说明。

流程节点：A1

控制活动名称：提出维修申请

说明：

器械科负责全院医疗设备的维修维护管理工作，发现问题及时处理。

维修技术人员应定期对所负责的仪器设备进行安全检查，及时发现问题，消除隐患。

医疗设备出现故障时，使用科室向器械科报修时说明设备所在科室、设备名称、故障现象等情况。

器械科对维修项目进行"经济性"论证，以判定资产是否适宜维修，并制订维修方案，必要时联系设备厂家及时进行维修。

流程节点：A2、C2、F2、G2

控制活动名称：维修审批

说明：

申请部门负责人重点审核设备损坏的真实性及损坏的严重性及原因；

器械科作为医疗设备维修的归口部门，派出维修人员现场查勘设备损坏情况，分析原因并根据设备具体情况制定维修方案，对维修所需费用进行预估；

根据"院长授权审批制度"，预估费用在 5 万元以下的由器械科分管院长进行审批，超过 5 万元的维修事项需要院长审批。

流程节点：A3、B3、C3、E3

控制活动名称：维修实施、验收

说明:

由器械科组织申请科室对维修项目进行联合验收;必要时,由技术人员对资产维修后投入使用的效果进行检测,确认故障排除后,出具书面形式的验收报告。

流程节点:C4、D4、F4、G4

控制活动名称:付款审批

说明:

按照"院长授权审批"制度要求,5万元以下的维修费用由维修部门分管院长进行审批,超过5万元由院长进行审批,审批通过后按照出纳付款流程付款。

(10)零星工程修缮审批流程。

①流程图,见图4-22。

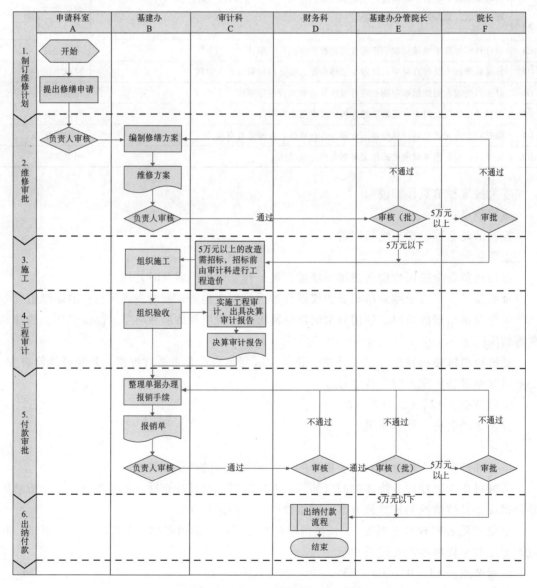

图4-22 零星工程修缮审批流程

②流程节点简要说明，见表 4 - 24。

表 4 - 24　　　　　　　　　　　　流程节点说明简表

节点	流程简要说明	输出文件
A1	申请科室根据工作需要提出修缮申请，报科室负责人审核	修缮申请
A2	科室负责人对修缮申请的合理性、必要性进行审核	修缮申请
B2	基建办根据申请科室的需求编制修缮方案	维修方案
E2	基建办分管院长对 5 万元以下的修缮方案的必要性进行审批	维修方案
F2	院长对 5 万元以上的修缮方案的合理必要性进行审批	维修方案
C3	5 万元以上的改造需要招标，招标前由审计科进行工程造价	
B3	基建办组织通过招标程序确定的施工单位进行施工	
B4	基建办在施工完毕后组织申请科室共同验收	验收报告
C4	施工完毕，由审计科负责组织第三方或者自行进行工程审计	决算审计报告
B5	基建办相关人员整理相关单据，填制报销单办理报销手续；基建办负责人对报销单据的真实合理合规性进行审核	报销单
D5	财务科负责人对报销单据的合理合规性进行审核	报销单
E5	基建办分管院长对 5 万元以下的修缮事项进行审批	报销单
F5	院长对 5 万元以上的修缮事项进行审批	报销单
D6	财务科出纳根据审批的相关单据办理付款手续	付款凭证

③关键流程节点详细说明。

流程节点：A1、B2、E2、F2

控制活动名称：制订维修计划

说明：

零星修缮主要指医院单位工程预算价及结算价不超过 5 万元的房屋装修、改造类工程。

审批程序：各科室根据实际需求，提出零星改造申请，基建办审核制订维修方案，明确预算价格，报经院领导审批后组织实施维修。

流程节点：B3

控制活动名称：组织施工

说明：

施工单位必须具备建筑、装饰、装修工程施工二级及以上资质。

施工单位必须为市财政局"网上超市"备案企业。

施工单位必须指定专人负责医院零星改造工程。

医院零星改造工程合同按照"年度评议、优先续签"的原则签订，年度评议不合格的或合同期满的应重新确定。

基建办负责零星工程现场管理，审计科负责零星工程全过程跟踪监督。

流程节点：B4、C4

控制活动名称：工程审计

说明：

维修工程完工后，由审计科负责组织第三方或者自行进行工程审计；对维修工程进行全方位、全过程的审查、监督、控制与评价，重点对工程结算价格是否正确合规进行审查评价，在保证质量的同时，降低资金成本，提高经济效益。

流程节点：B4、D4、E4、F4

控制活动名称：付款审批

说明：

零星改造工程结算按照"一事一结算、一事一审计"的原则，即每单项零星工程完工后，由审计科组织审计。未经审计，不可予以付款结算；付款审批按照"院长授权管理制度"执行，5 万元以下由分管院长审批，5 万元以上需由院长审批。

（11）差旅费审批流程。

①流程图，见图 4 - 23。

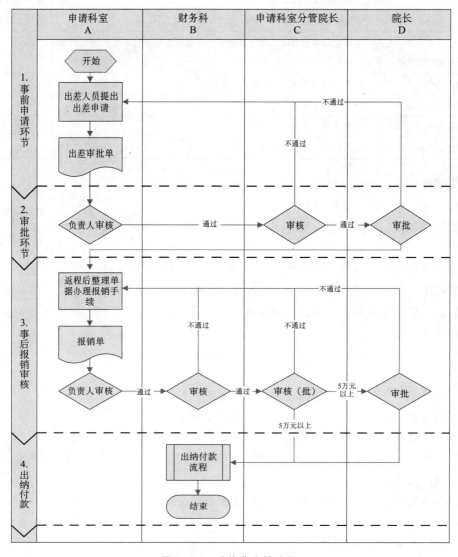

图 4 - 23　差旅费审批流程

②流程节点简要说明，见表 4 - 25。

表 4 - 25　　　　　　　　　　　　　流程节点说明简表

节点	流程简要说明	输出文件
A1	出差人员根据工作需要提出出差申请，填写"出差审批单"	出差审批单
A2	申请科室负责人对出差事项的真实性、必要性进行审核	出差审批单
C2	申请科室分管院长对出差事项的必要性、合理性进行审核	出差审批单
D2	院长对出差事项的合规性进行审批	出差审批单
A3	出差结束，出差人员整理单据，填写"差旅费报销单"，办理报销手续	差旅费报销单
B3	财务科负责人对报销单的合理合规性进行审核	差旅费报销单
C3	申请科室分管院长对 5 万元以下出差事项的合理合规性进行审批	差旅费报销单
D3	院长对 5 万元以上的出差事项进行审批	差旅费报销单
B4	出纳根据审批通过的报销单据办理付款手续	付款凭证

③关键流程节点详细说明。

流程节点：A1、A2、C2、D2

控制活动名称：事前申请、审批环节

说明：

差旅费是指工作人员因工作需要，临时到市南区、市北区、李沧区、崂山区以外地区公务出差所发生的城市间交通费、住宿费、伙食补助费和市内交通费。公务出差是指职工外出为联系工作、参观、调研、访问等公务活动，不包含参加学术会议、短期培训及进修等需缴纳注册费、会务费及进修费的外出活动。

各科室要严格执行差旅费事先审批制度，出差必须按规定事先填写"出差审批单"，并报经有关领导批准，控制好出差人数和天数。

出差事前审批：出差人员须本人事先填写"出差审批单"；临床科室医疗、护理人员分别经本科室负责人、医务科或护理部负责人、分管院长、院长批准；行政人员经科室负责人、分管院长、院长批准；审批单中需注明科室、出差人、出差时限、出差事由、任务及依据、预计费用、科室负责人及领导批示意见、市内出差住宿理由等事项。

乘坐交通工具的标准严格按照"差旅费报销管理办法"相关规定执行。

流程节点：A3、B3、C3、D3

控制活动名称：事后报销审核

说明：

出差人员严格执行差旅费事前审批制度，未经批准的出差费用不予报销，严格按规定开支差旅费，未按规定开支差旅费的，超支部分由个人自理。

工作人员出差结束后应在一个月内办理报销手续，报销时必须提供"出差审批单"、机票、车票、住宿费发票等凭证，会议或培训要同时提供有关会议或培训通知等相关文件作为报销附件。

差旅费实行凭据报销和定额包干相结合的办法，其中城市间交通费、住宿费在规定标准内凭据报销，伙食补助费、市内交通费按标准定额补助。

　　财务科加强对工作人员出差活动和经费报销的内控管理，财务人员对差旅费报销进行审核把关，确保票据来源合法，内容真实完整、合规。

（12）外出参加学术活动审批流程。

①流程图，见图4-24。

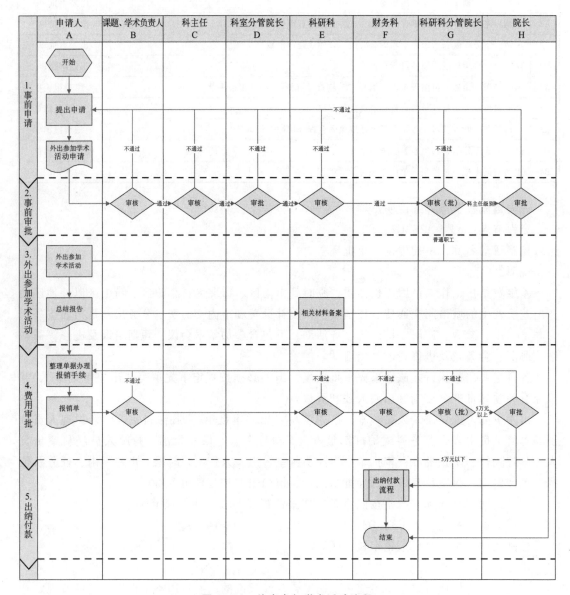

图4-24　外出参加学术活动流程

②流程节点简要说明，见表4-26。

表 4 - 26 流程节点说明简表

节点	流程简要说明	输出文件
A1	申请人根据工作需要提出外出参加学术活动申请	外出参加学术活动申请
B2	课题、学术负责人对申请事项的合理必要性进行审核	外出参加学术活动申请
C2	申请人科室主任对申请事项进行审核	外出参加学术活动申请
D2	申请科室分管院长对外出参加学术活动申请事项进行审核	外出参加学术活动申请
E2	科研科对申请事项进行审核	外出参加学术活动申请
G2	科研科分管院长对普通员工的外出参加活动申请进行审批	外出参加学术活动申请
H2	院长对科主任级别人员的外出参加学术活动的申请进行审批	外出参加学术活动申请
A3	申请人在申请批准后外出参加学术活动，活动结束后就活动事项进行总结并编写总结报告	总结报告
E3	申请人参加活动完毕后整理相关资料与总结报告到科研科备案	总结报告
A4	申请人在活动完毕后整理相关单据办理报销手续	报销单
B4	课题、学术负责人对报销单据的真实性、合理合规性进行审核	报销单
E4	科研科对报销单进行审核	报销单
F4	财务科负责人对报销单据的合理合规性进行审核	报销单
G4	科研科分管院长对 5 万元以下的报销事项进行审批	报销单
H4	院长对 5 万元以上的报销事项进行审批	报销单
F5	出纳根据审批通过的报销单据办理付款手续	付款凭证

③关键流程节点详细说明。

流程节点：B2、C2、D2、E2、G2、H2

控制活动名称：事前审批

说明：

申请人外出参加学术活动，应按职级类别填制审批表，普通员工由科研科分管院长审批，科主任级别的由院长审批。

流程节点：A4、B4、E4、F4、G4、H4

控制活动名称：费用审批

说明：

外出参加学术活动人员严格执行事前审批制度，未经批准的费用不予报销，严格按规定开支，未按规定开支的，超支部分由个人自理。

学术活动结束后应在 15 天内办理报销手续，报销时必须提供"外出参加学术活动审批单"、发票、通知等凭证。

财务人员对相关费用报销进行审核把关，确保票据来源合法，内容真实完整、合规。

（13）外出参加指令性会议审批流程。

①流程图，见图 4 - 25。

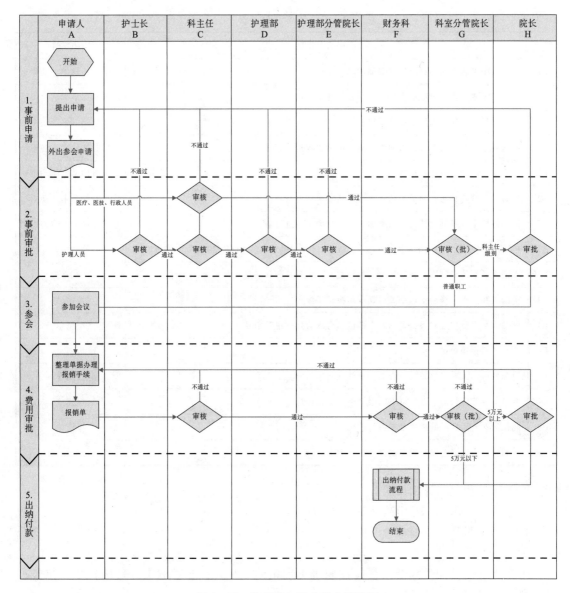

图 4 - 25　外出参加指令性会议流程

②流程节点简要说明，见表 4 - 27。

表 4 - 27　　　　　　　　　　　　流程节点说明简表

节点	流程简要说明	输出文件
A1	申请人根据工作需要提出外出参加指令性会议申请	外出参会申请
B2	护士长对护理人员的申请事项合理必要性进行审核，然后再报科主任审核；医疗、医技、行政人员直接报科室主任审核	外出参会申请
C2	申请人科室主任对申请事项真实性合理性进行审核	外出参会申请
D2	护理部对护理人员的外出参会申请进行审核	外出参会申请

续表

节点	流程简要说明	输出文件
E2	护理部分管院长对护理人员的申请进行审核	外出参会申请
G2	申请科室分管院长对普通员工外出参会申请事项进行审批	外出参会申请
H2	院长对科主任级别人员的外出参会申请进行审批	外出参会申请
A3	申请人在申请批准后外出参加会议	
A4	申请人在会议完毕后整理相关单据办理报销手续	报销单
C4	申请科室主任对报销单据的真实合理合规性进行审核	报销单
F4	财务科负责人对报销单据的合理合规性进行审核	报销单
G4	申请科室分管院长对 5 万元以下的报销事项进行审批	报销单
H4	院长对 5 万元以上的报销事项进行审批	报销单
F5	出纳根据审批通过的报销单据办理付款手续	付款凭证

③关键流程节点详细说明。

流程节点：B2、C2、D2、E2、G2、H2

控制活动名称：事前审批

说明：

外出参加会议、培训的，会务费、资料费、培训费、注册费最高报销限额 2000 元，凭发票报销。

工作人员外出参加会议、培训，由举办单位统一安排食宿的，食宿费由会议、培训举办单位按规定统一开支，单位按照报销标准报销。会议、培训缴纳会务费、培训费和注册费的不再发放伙食补助。

往返会议、培训地点的城市间交通费按照规定报销；伙食补助费和市内交通费按往返各 1 天计发，当天往返的按 1 天计发。

流程节点：A4、C4、F4、G4、H4

控制活动名称：费用报销

说明：

参会人员严格执行参会事前审批制度，未经批准的不予报销，严格按规定开支，未按规定开支，超支部分由个人自理。

培训结束后应在 15 天内办理报销手续，报销时必须提供事前审批表、发票、培训通知等凭证。

财务人员对会议费报销进行审核把关，确保票据来源合法，内容真实完整、合规。

（14）宣传费审批流程。

①流程图，见图 4 - 26。

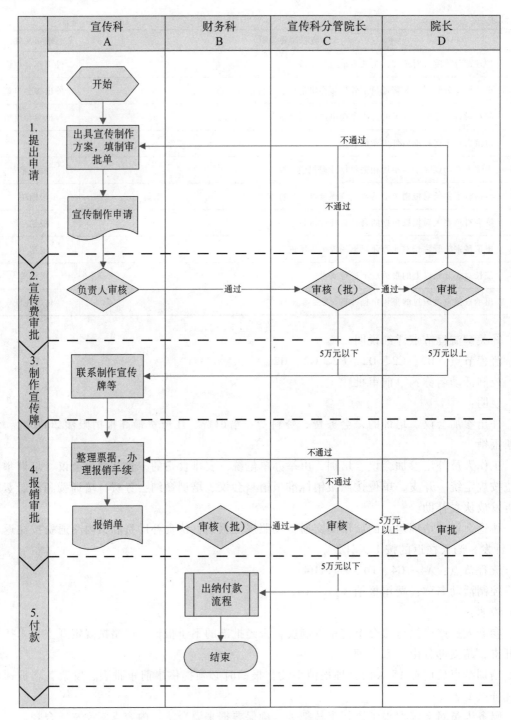

图 4 – 26　宣传费审批流程

②流程节点简要说明，见表 4 – 28。

表 4 - 28　　　　　　　　　　　流程节点说明简表

节点	流程简要说明	输出文件
A1	宣传科工作人员根据具体业务出具宣传制作方案，填制宣传制作审批单	宣传制作审批单
A2	宣传科负责人对相关宣传制作方案的合理性进行审核	宣传制作审批单
C2	宣传科分管院长对 5 万元以下的宣传制作方案进行审批	宣传制作审批单
D2	院长对 5 万元以上的宣传制作方案进行审批	宣传制作审批单
A3	宣传科工作人员依据审批通过的宣传制作方案进行联系制作宣传牌等具体工作	
A4	业务结束，经办人员整理单据，填写"报销单"，办理报销手续	报销单
B4	财务科预算管理岗对其金额是否在预算内进行审核，并报财务科负责人审核	报销单
C4	宣传科分管院长对 5 万元以下的宣传费进行审批	报销单
D4	院长对 5 万元以上的宣传费进行审批	报销单
B5	出纳根据审批通过的报销单据办理付款手续	付款凭证

③关键流程节点详细说明。

流程节点：A1

控制活动名称：提出申请

说明：

医院年度宣传计划由宣传科负责人依据医院的发展规划制定。年度宣传计划需由分管院长审核后，报院长办公会集体决议后执行。本流程中，宣传费主要指根据工作需要年中悬挂条幅、张贴海报、摆放展板、张贴宣传栏、标识及医院通过各种媒体进行的宣传报道，申请科室应向宣传科提出申请，经审核批准后方可制作使用。

流程节点：A4、B4、C4、D4

控制活动名称：报销审批

说明：

严格执行宣传费事前审批制度，未经批准的宣传费用不予报销，严格按规定开支宣传费。

业务结束后应及时办理报销手续；在报纸、杂志等媒介宣传的，需要提供报样等有关附件；在电视、网络等媒介宣传的，需要提供播出单等有关附件；医院标识、宣传制品等需要出具验收单。

财务人员对宣传费报销进行审核把关，确保票据来源合法，内容真实完整、合规。

（15）外出进修、培训审批流程。

①流程图，见图 4 - 27。

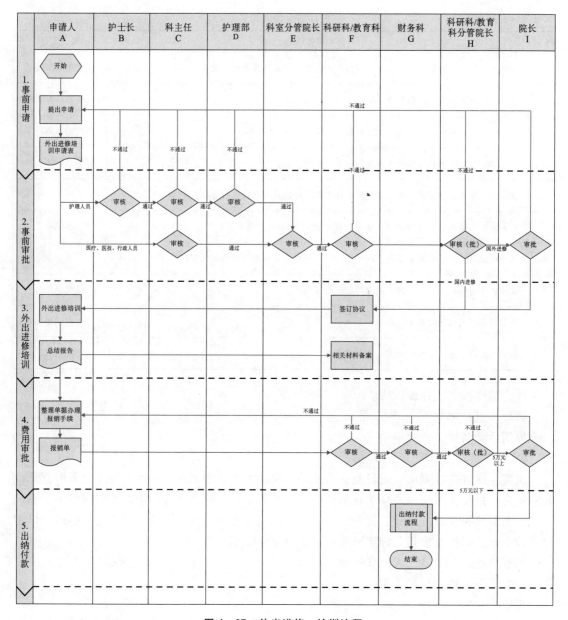

图 4 – 27　外出进修，培训流程

②流程节点简要说明，见表 4 – 29。

表 4 – 29　　　　　　　　　　　　流程节点说明简表

节点	流程简要说明	输出文件
A1	申请人根据预算及科室或医院发展需要提出外出进修申请	外出进修培训申请表
B2	护理人员须先经过护士长审核其合理必要性	外出进修培训申请表
C2	科主任对护理人员进行审核；相关医疗、医技、行政人员由科室主任审核其外出进修培训的必要性	外出进修培训申请表

续表

节点	流程简要说明	输出文件
D2	护理部根据工作需要审核护理人员的外出进修培训申请；护理部负责人对外出进修人员负责有关业务的交接事宜	外出进修培训申请表
E2	科室分管院长对外出进修培训申请的合理合规性进行审批	外出进修培训申请表
F2	科研科/教育科负责人对进修人员资格及条件的真实性以及是否符合规定进行审核	外出进修培训申请表
H2	科研科/教育科分管院长对国内的进修培训进行审批	外出进修培训申请表
I2	院长对去国外的进修培训申请进行审批	外出进修培训申请表
F3	审批通过后申请人员到科研科/教育课与院方签订进修培训协议	进修培训协议
A3	协议签订完毕后，申请人外出进修培训，并在进修培训结束后编写总结报告	总结报告
F3	科研科/教育科负责人对进修总结报告的真实性、合理性进行审核，并对进修人员的工作任务进行监督考核，填写"外出进修人员考核表"	外出进修人员考核表
A4	进修培训人员及时整理相关发票单据，办理费用报销手续	报销单
F4	科研科/教育科对外出进修培训单据的真实合理性进行审核	报销单
G4	财务科负责人对进修培训单据的合规合理性进行审核	报销单
H4	科研科/教育科分管院长对 5 万元以下的事项进行审批	报销单
I4	院长对 5 万元以上的进修培训事项的合理合规性进行审批	报销单
G5	财务科出纳依据审批通过的原始单据办理费用报销手续	付款凭证

③关键流程节点详细说明。

流程节点：A2、B2、C2、E2、F2

控制活动名称：事前审批

说明：

选送外出进修人员，应根据医院发展规划及本科室专业发展需要，坚持专业对口、择优选送的原则，经科研科/教育科负责人审核，分管院长批准后外出进修。

进修人员进修前应安排好科室工作，并到医务科/护理部办理业务交接手续、到人事科签订外出进修协议，方可外出进修。

进修人员进修结束上班前，应及时到医务科/护理部报到。进修人员报到后，医务科/护理部负责通知人事科、科研科、教育科。

流程节点：A3、F3

控制活动名称：外出进修培训

说明：

进修人员进修结束报到后，及时对进修情况进行总结，并编写总结报告，将进修鉴定、学习总结及开展新技术计划等相关资料报科研科/教育科，科研科/教育科负责对其工作任务进行监督考核。

（16）公务接待审批流程。

①流程图，见图 4 – 28。

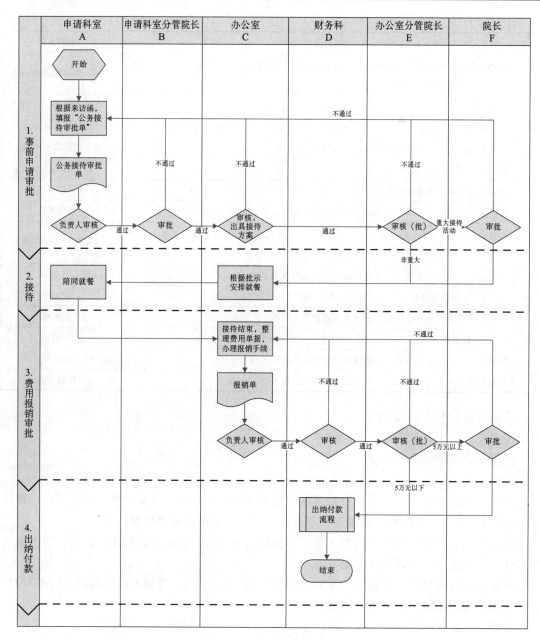

图 4 - 28   公务接待审批流程

②流程节点简要说明，见表 4 - 30。

表 4 – 30　　　　　　　　　　　　　流程节点说明简表

节点	流程简要说明	输出文件
A1	申请科室经办人根据来访函填写"公务接待审批单",交科室负责人审核	公务接待审批单
B1	申请科室分管院长对接待事项的必要性、合理性进行审批	公务接待审批单
C1	办公室负责人对接待事项的必要性、合理性进行审核,并在"公务接待审批单"接待方案栏填制接待方案交院长审批	公务接待审批单
E1	办公室分管院长对非重大的接待事项的合理合规进行审批	公务接待审批单
F1	重大接待活动合理合规性由院长进行审批	公务接待审批单
C2、A2	办公室根据审批通过的接待方案安排就餐,申请科室陪同就餐	
A2	接待结束,办公室经办人负责整理单据,由办公室负责人审核	报销单
C3	财务科负责人对公务接待的合理合规性进行审核	报销单
D3	办公室分管院长对 5 万元以下的接待事项进行审批	报销单
F3	院长对 5 万元以上的接待单据进行审批	报销单
D4	财务科出纳依据审批通过的费用单据办理付款手续	付款凭证

③关键流程节点的详细说明。

流程节点:A1、B1、C1

控制活动名称:公务接待申请审批

说明:

公务接待范围:上级部门领导及工作人员来院视察指导工作;上级主管部门来院督导和检查工作;外单位来院进行工作交流和学习;新闻媒体来院进行采访和节目录制等宣传报道工作;专家来院讲座或其他的学术交流活动(柔性引进人才签订用工合同的除外);业务科室工作联络和其他单位来院进行交流等活动。

公务接待应当遵循有利公务、务实节俭、严格标准、简化礼仪、高效透明、对口承办、定点接待、尊重少数民族风俗习惯等原则,按照"对公招待、对口安排、严格程序、定点招待"的要求,由办公室统一安排,严格执行规定的招待标准,做到热情、周到、文明、节俭,避免铺张浪费。

安排公务接待活动前必须按程序报批,由申请科室填写"公务接待审批单",报办公室负责人审核并出具接待方案,上报院长审批,审批内容应当包括填报单位、承办科室、接待事由、活动安排和经费预算等;公务接待归口科室为院办公室,有关公务活动由办公室统筹协调、对口负责。

要严格执行公务接待公函制度，对因紧急或临时事项未出具公函的，接待单位须及时向派出机关申请补发公函；公务活动确需接待的，派出单位应当向接待单位发出公函，告知公务活动的内容、时间、行程、人员等；来访单位因时间紧急、未及时发公函的，可先行接待，但须尽快由来访单位补发公函。

公务接待经费纳入预算管理，坚持先预算后支出原则，不得超预算列支公务接待费；遇有临时重大公务接待任务导致支出超预算的，应向财务科及院领导申请追加，否则超预算部分不得列支。

接待要求：公务接待严格按照有关规定，使用定点接待场所，各级各类人员就餐应尽量安排在医院职工食堂；公务接待应当简化礼仪，避免铺张浪费，各种公务座谈不到高档酒店、不使用豪华会议室，不随意赠送礼品、纪念品，公务接待费用定期在医院网站内或医院公告栏公示；不得安排与公务无关的接待活动，科室之间不得相互吃请，不得赠送礼金、纪念品、土特产品等。

流程节点：A2、B2

控制活动名称：接待

说明：

公务用餐时，午餐一律不用酒；晚餐用酒根据实际情况本着厉行节约的原则适量安排；严格控制陪餐人数，原则上不能超过来宾人数，接待对象在 10 人以内的，陪餐人数不得超过 3 人；超过 10 人的，不得超过接待对象人数的 1/3；其他工作人员安排标准不超过 30 元/人简餐或份饭，不得安排与公务接待活动无关的人员陪餐。

用餐应当注意节俭，供应家常菜，不得提供高档菜肴和用野生保护动物制作的菜肴，不得提供香烟和高档酒水，不得使用私人会所、高档消费餐饮场所。

流程节点：A4、D4

控制活动名称：费用报销审批

说明：

全面推行公务接待清单制度，公务活动结束后应当如实填写接待清单，并由相关负责人签字，作为财务报销凭证；接待清单包括接待对象的单位、职务和公务活动项目、时间、场所、费用、用酒情况等内容。

加强接待费的审核报销，公务接待费用实行据实报销、一次一结；报销时应提供以下凭证：财务发票及费用明细、接待对象单位公函或其他证明资料、公务接待审批单及领导审批意见、接待清单等，报销凭证不齐全的不予报销。

（17）租车审批流程。

①流程图，见图 4 - 29。

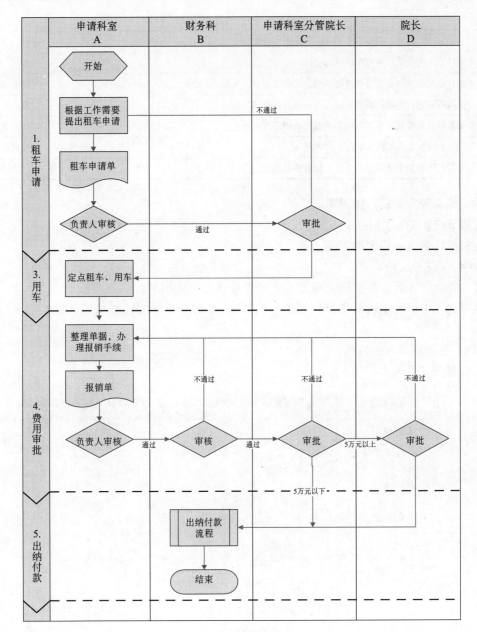

图 4 - 29　租车审批流程

②流程节点简要说明，见表 4 - 31。

表 4 - 31　　　　　　　　　　　　流程节点说明简表

节点	流程简要说明	输出文件
A1	申请科室经办人根据工作需求提出租车申请，填写"租车申请单"，并经本科室负责人审核通过	租车申请单
C1	申请科室分管院长对租车的必要性、合理性进行审批	租车申请单
D1	院长对租车事项进行审批	租车申请单

续表

节点	流程简要说明	输出文件
A2	申请科室在定点单位租用车辆进行使用	
A3	申请科室经办人在租车完毕整理单据，报科室负责人审核	报销单
B3	财务科负责人对报销单据的合理、合规性进行审核	报销单
C3	申请科室分管院长对 5 万元以下的租车费用进行审批	报销单
D3	院长对 5 万元以上的租车事项进行审批	报销单
B5	财务科出纳根据审批通过的报销单据办理付款手续	付款凭证

③关键流程节点的详细说明。

流程节点：A1、C1、D1

控制活动名称：租车申请

说明：

公务外出，在公务车辆无法满足工作需要时，可申请租车。

租车前，申请科室填写"租用车辆申请单"，由归口分管院长审核后，报办公室办理租车手续。

（18）公务用车审批流程。

①流程图，见图 4－30。

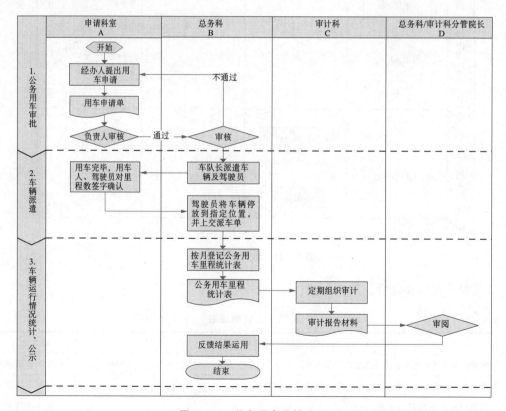

图 4－30　公务用车审批流程

②流程节点简要说明，见表 4 - 32。

表 4 - 32　　　　　　　　　　　　　　　流程节点说明简表

节点	流程简要说明	输出文件
A1	申请科室经办人根据工作需求提出用车申请，填写"用车申请单"，并经科室负责人审核通过	用车申请单
B1	总务科审核公务用车的必要性、合理合规性	用车申请单
B2	总务科车队长收到派车单后，按照医院规定审核签字，并派遣车辆及驾驶员	派车单
A2	用车完毕，用车人及驾驶员记录车辆起始地点、来回里程数，并在派车单上签字确认	派车单
B2	驾驶员将车辆放置在指定地点，并交回派车单	派车单
B3	驾驶员负责每月填写公务用车里程统计表；车队长对车辆运行情况进行汇总统计	公务用车里程统计表
C3	审计科定期组织审计，对公务用车情况出具审计报告	审计报告
D3	公务用车审计报告报送总务科/审计科分管院长审阅，并发表意见	
B3	分管院长对用车情况的意见反馈至总务科	

③关键流程节点的详细说明。

流程节点：A1、B1

控制活动名称：公务用车审批

说明：

公务车辆日常管理、维修维护由总务科统一管理。

公务用车的范围：接送上级有关领导、专家、教授或医院重要客人；办理涉密行政（如人事、财务等）事务以及携带大额钱款（5 万元及以上）外出办公；医院组织安排的会议、接待及集体活动用车；往来业务需携带物品重量在 5 公斤及 5 公斤以上者；其他应急或特殊情况用车。

申请科室用车需填写派车单，并经本科室负责人签字，报总务科办理派车手续。

车辆调度实行"用车审批、先急后缓"的原则，确保工作需要用车。

用车时间相近、方向相同、地点相近的外出办公人员，尽可能同车同行。

需用车时，使用科室应提前一天提出派车申请，经科室负责人签字确认交总务科审核通过方可派车，原则上不接受临时派车。

流程节点：B3、C3、D3

控制活动名称：车辆运行情况统计、公示

说明：

总务科负责公务用车运行费用的统计工作。

司机班车辆管理员负责将用车情况录入车辆管理系统。

审计科负责对派车单、车月运行情况表、费用统计表等进行复核。

由总务科负责建立出车、维修及油耗台账，定期对医院公车油耗、行车里程、运行费用等内容在医院内公示。

（19）车辆维修保养审批流程。

①流程图，见图 4 - 31。

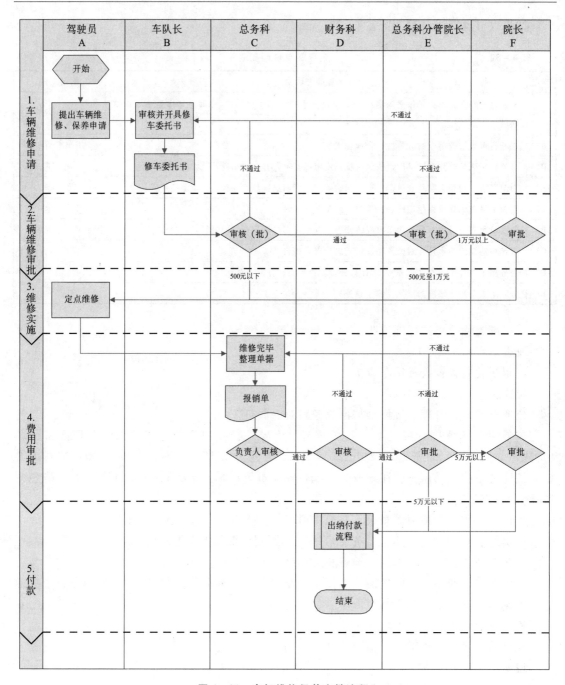

图 4－31 车辆维修保养审批流程

②流程节点简要说明，见表 4 – 33。

表 4 – 33　　　　　　　　　　　　　　　流程节点说明简表

节点	流程简要说明	输出文件
A1	总务科驾驶员根据车辆的实际状况，提出车辆维修保养申请，并交由车队长进行审核	
B1	车队长对其真实性、合理性进行审核，并开具修车委托书	修车委托书
C2	总务科负责人对 500 元以下的维修保养进行审批；对于 500 元以上的事项报总务科分管院长	修车委托书
E2	总务科分管院长对 500 元以上 1 万元以下的维修保养事项进行审批；1 万元以上的报院长	修车委托书
F2	院长对 1 万元以上的维修保养事项进行审批	修车委托书
A3	驾驶员将车开到指定修理厂进行定点维修保养	
C4	总务科车辆管理人定期与维修保养厂家进行结算，报总务科负责人审核	报销单
D4	财务科负责人对报销单据的合理、合规性进行审核	报销单
E4	总务科分管院长对 5 万元以下的租车费用进行审批	报销单
F4	院长对 5 万元以上的租车事项进行审批	报销单
D5	财务科出纳根据审批通过的费用单据办理报销手续	付款凭证

③关键流程节点的详细说明。

流程节点：A1、B1、C1、E1、F1

控制活动名称：车辆维修审批

说明：

车辆需维修保养的，由驾驶员提出维修保养申请，车队长审核鉴定，维修预估费用 500 元（含）以下的，总务科负责人进行审批；维修预估费用 500 元以上的，分管院长进行审批，车辆大修开支的超过 1 万元的，还需院长进行审批。坚持先报批、后修理的原则，否则产生费用自行负责。因驾驶员使用不当造成的机械修理，费用由本人承担。

流程节点：A2、C2、D2

控制活动名称：定期结算

说明：

医院公务车实行定点维修、定点保养管理制度，选择财政部门规定的具有相应资质的维修厂进行维修。维修时由总务科安排人员会同驾驶员一并到维修厂当面议价，维修过程中驾驶员需现场监督维修过程并验收。

总务科负责办理公务车维修保养的结算手续；结算时需附有对方单位盖章的维修清单，维修清单上维修项目逐项罗列、明晰可见。

报销实行一事一结，财务科出纳根据审批通过的车辆维修审批单、维修清单、发票等原始单据办理报销手续。

（20）工资发放审批流程。

①流程图，见图 4 – 32。

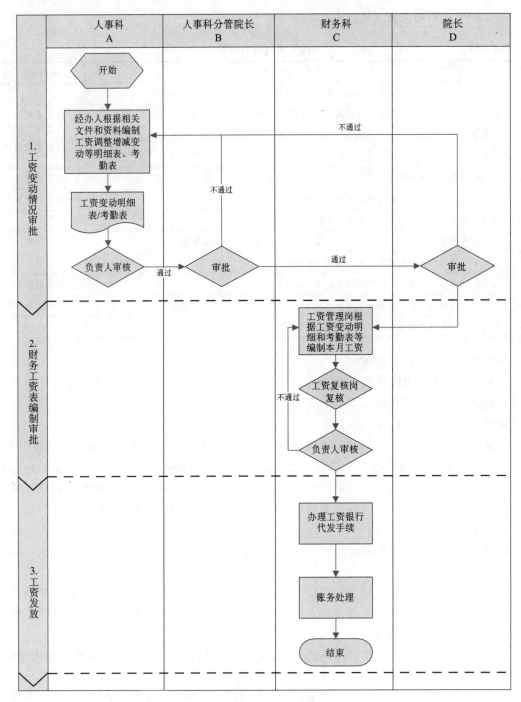

图4-32 工资发放流程

②流程节点简要说明，见表4-34。

表 4 - 34　　　　　　　　　　　　流程节点说明简表

节点	流程简要说明	输出文件
A1	人事科经办人根据相关文件及有关资料，结合职工出勤等情况，编制工资调整、增减、变动等明细表格；科室负责人对工资调整、增减、变动情况进行审核，重点审核工资增减变动的真实性、合理性、合规性，是否符合文件规定	工资变动明细表、考勤表
B1	人事科分管院长对工资调整、增减、变动情况的合理性、合规性进行审核	工资变动明细表、考勤表
D1	院长对工资变动情况进行审批	工资变动明细表、考勤表
C2	财务科工资管理岗根据人事科提交的职工工资调整、增减、变动等明细表格，编制本月工资发放明细表；工资复核岗对本月工资发放明细的真实性、合规性以及金额的准确性进行复核；财务科负责人对本月工资发放金额的真实性、合理性、合规性进行审核	工资发放明细表
C3	财务科出纳依据审批通过的工资发放明细表办理银行代发手续；工资发放后，相关表格单据及时交财务科会计进行账务处理	付款单据

③关键流程节点的详细说明。

流程节点：A1、B1

控制活动名称：工资变动明细表审批

说明：

人事科根据相关文件及有关资料，结合职工月度出勤情况、工资调整情况等，编制工资增减、调整、变动等明细表，报本科室负责人对其真实性、合理性进行审核。

人事科将编制工资增减、调整、变动等明细表的依据文件（包括职工出勤情况、请假单、基本工资调整文件等）存档加以妥善保管以备查。

流程节点：C2、D2、E2

控制活动名称：工资发放明细表审批

说明：

财务科工资管理岗根据人事科提交的职工工资增减变动等明细表格，编制本月工资发放明细表，提交工资复核岗复核；工资复核岗对本月工资发放明细表和后附的各种变动表格的真实性、合规性以及金额的准确性进行复核；复核一致后，报财务科负责人审核。

财务科负责人对本月工资发放总额以及后附的明细表进行审核通过后，提交院长审批后执行。

流程节点：C3

控制活动名称：工资发放

说明：

财务科出纳人员收到经审批通过的工资发放明细表，负责将其输入职工个人账户中，通过工资代发银行发送至银行的个人账户。

财务科会计根据工资发放明细表、资金支付凭证等相关单据及时进行账务处理。

（21）奖励性绩效工资发放流程

①流程图，见图 4 - 33。

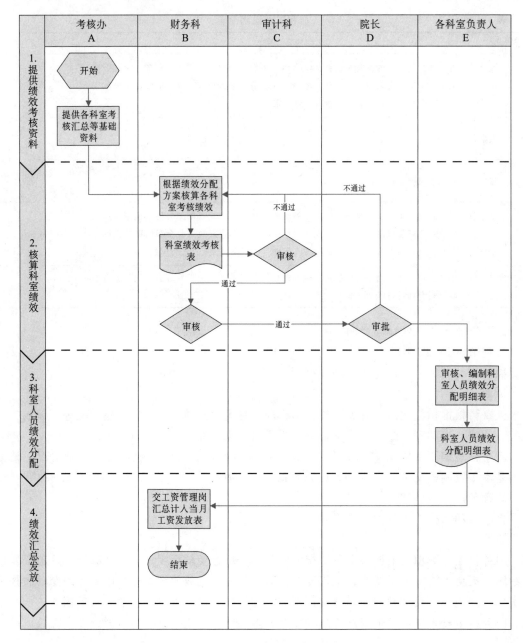

图 4 – 33 奖励性绩效工资计算流程

②流程节点简要说明，见表 4 – 35。

表 4 – 35 　　　　　　　　　　　　　流程节点说明简表

节点	流程简要说明	输出文件
A1	考核办每月按考核制度对各科室进行考核，并整理汇总相关基础资料报财务科	考核基础资料
B2	财务科绩效核算岗根据绩效工资管理制度、绩效分配方案，结合考核办基础资料核算科室绩效，编制科室绩效考核表	科室绩效考核表

续表

节点	流程简要说明	输出文件
C2	审计科对科室绩效考核表重点审核是否按照绩效工资分配方法及计算公式进行分配，以及金额的准确性	科室绩效考核表
B2	财务科负责人重点审核科室绩效分配总额的合理性以及后附原始单据的合规性	科室绩效考核表
D2	院长对科室绩效分配的合规性进行审批；对科主任的绩效进行审批	科室绩效考核表
F3	各科室负责人根据审批通过的科室绩效考核表在科室内部进行分配（不包含科主任），编制本科室人员绩效分配明细表，经科室人员签字确认，科室负责人签字后，交财务科负责发放	科室人员绩效分配明细表
B4	财务科工资管理岗将审批通过的科室绩效分配表、科室人员绩效分配明细表汇总计入当月工资发放表	工资发放表

③关键流程节点的详细说明。

流程节点：B2、C2、D2

控制活动名称：提供绩效考核资料

说明：

绩效考核是采用科学的方法，按照预定的标准，考察和审核组织和员工对职务所规定的职责、任务履行的程度，以确立其工作绩效的一种系统管理办法。

考核办是考核事项的归口管理部门，对医院考核管理委员会负责，下设各级考核组进行具体的考核管理。

绩效考核周期分为月度考核和年度考核。院级各考核组当月中旬完成各科室、部门（班组）的基本考核及资料的收集、整理、汇总工作，按照统一格式要求，每月 23 日前分别以电子及书面形式上报考核办。

考核办依据各考核组报送的"考核结果汇总表"，进行整理汇总，于每月 26 日前完成"绩效考核持续改进反馈通知单"，并以 OA 内部邮件形式发送至各中心主任及相关负责人，要求各被考核部门在规定期限内完成讨论，写出书面整改措施。

医院绩效考核管理委员会于次月 5—8 日召开会议，审议并通过考核结果。

年终综合考核为次年 1 月中旬由考核办整理、统计、审核上一年度（1—12 月）各考核单元绩效考核成绩，上报医院绩效考核管理委员会审批。根据全年每月绩效考核（科室、个人）平均成绩，结合其他重点工作目标考核情况，所占权重计入年终综合考核。

流程节点：B2、C2、D2

控制活动名称：核算科室绩效

说明：

财务科绩效核算岗严格按照"绩效考核管理制度"，根据考核办提供的考核基础资料以科室为基本核算单元，进行绩效核算。

医院绩效分配的计算指标：工作量指标，包括门诊工作量、病房工作量；成本核算与经济效益指标；综合指标考核，主要指医疗质量指标、开展新项目、新技术指标、药品比例、手术完成考核指标等。

流程节点：F3

控制活动名称：科室人员绩效分配

说明：

绩效分配实行院、科二级分配管理，科室有决定个人分配系数的自主权。

科室绩效分配表经审批通过后，由各科室负责人根据医院绩效分配原则制定本科室绩效分配方案，经科室绩效分配小组全体通过后，编制科室人员绩效分配明细表。

流程节点：B4

控制活动名称：绩效发放

说明：

财务科工资管理岗依据审批通过的科室绩效分配表、科室人员绩效分配明细表等将绩效奖金汇总计入当月工资发放表，出纳负责将汇总金额输入职工个人账户，通过网上银行发送至银行的个人账户。

财务科会计根据科室绩效分配表、科室人员绩效分配明细表、资金支付凭证等原始单据进行账务处理。

（22）专家讲课费、会诊费审批流程。

①流程图，见图4-34。

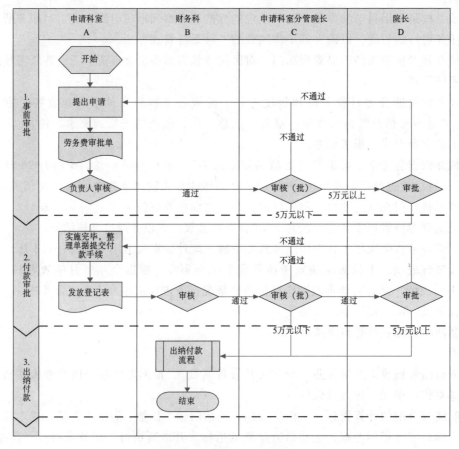

图4-34　专家讲课费、会诊费审批流程

②流程节点简要说明，见表 4 - 36。

表 4 - 36　　　　　　　　　　　流程节点说明简表

节点	流程简要说明	输出文件
A1	申请科室（主要为科研科与医务科）根据业务需要提出需支付劳务费的申请，填制劳务费审批单；申请科室负责人对劳务费支出的合理性、必要性进行审核	劳务费审批单
C1	申请科室分管院长对 5 万元以下的劳务费的合理性、必要性进行审批	劳务费审批单
D1	院长对 5 万元以上的劳务费合理性、必要性进行审批	劳务费审批单
A2	申请科室经办人根据审批进行实施，实施完毕整理单据办理付款手续	发放登记表
B2	财务科负责人对劳务费发放登记表的合理合规性进行审核	发放登记表
C2	申请科室分管院长对 5 万元以下的劳务费的合理合规性进行审批	发放登记表
D2	院长对 5 万元以上的劳务费合规性进行审批	发放登记表
B2	财务科出纳依据审批通过的相关单据办理付款手续	付款凭证

③关键流程节点的详细说明。

流程节点：A2、C2、D2

控制活动名称：事前审批

说明：

医院发放的劳务费主要是指通过医院账户发给非本院职工的劳务报酬，主要包括：外聘专家讲课费、各类评审费用及会诊费等。

讲课费按实际发生的学时计算，每半天最多按 4 学时计算，每学时讲课费执行以下标准（税后）：副高级技术职称专业人员每学时最高不超过 500 元；正高级技术职称专业人员每学时最高不超过 1000 元；院上、全国知名专家每学时一般不超过 1500 元；其他人员讲课参照上述标准执行。同时为多班次一并授课的，不重复发放讲课费。评审费、会诊费等按照相关规定执行。

申请科室事前填制劳务费审批单，注明劳务费概算金额及计算标准，经分管院长及院长审批后实施（5 万元以下分管院长审批、5 万元以上院长审批）。

（23）一次性抚恤金审批发放流程。

①流程图，见图 4 - 35。

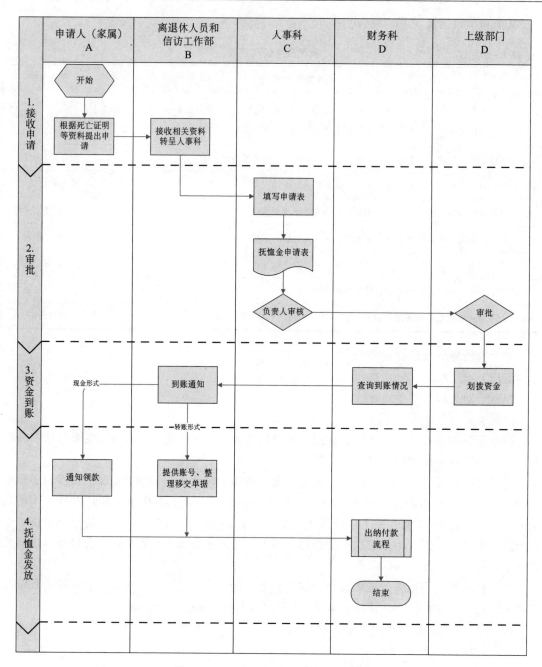

图 4 – 35　一次性抚恤金审批发放流程

②流程节点简要说明，见表 4 – 37。

表 4 – 37　　　　　　　　　　　　流程节点说明简表

节点	流程简要说明	输出文件
A1	申请人（家属）根据死亡证明等资料向离退休人员和信访工作部提出领取抚恤金申请	死亡证明
B1	离退休人员和信访工作部负责接收相关资料转交人事科	
C2	人事科经办人根据申请人的实际情况，填写申请表；人事科负责人对抚恤金申请的真实性、合理性进行审核	抚恤金申请表
E2、E3	抚恤金申请由人事科报上级主管部门审批；审批通过后，由上级主管部门划拨资金到医院签约账户	抚恤金申请表
D3	财务科收到到账通知单后，及时通知离退休人员和信访工作部	到账通知单
B3	离退休人员和信访工作部接到财务科的到账通知后，及时通知申请人	
A3	申请人（家属）若以现金形式领取由离退休人员和信访工作部陪同至财务科领取	抚恤金申领表
B3	申请人（家属）若以转账形式领取则向离退休人员和信访工作部提供账号及相关单据，离退休人员和信访工作部开具"抚恤金申领表"到财务科办理付款手续	抚恤金申领表
D3	财务科依据审批通过的"抚恤金申领表"，办理发放手续	付款凭证

③关键流程节点的详细说明。

流程节点：A4、B4、D4

控制活动名称：抚恤金发放

说明：

抚恤金发放前，离退休人员和信访工作部经办人需要认真核实并确认已故职工全体家属信息，认真填写"抚恤金申请表"里面的全部内容，包括父母配偶子女和其他法定继承人，如有法定继承人已去世的，需要予以注明。

家属领款前，需要签订家属关于领款的委托意见；家属委托一人作为领款代理人，领款代理人和全体家属均要在委托意见上签字并留指印。

登记的家属名单要与委托意见上的签字一一对应。

（24）医疗纠纷赔偿费审批流程。

①流程图，见图 4 – 36。

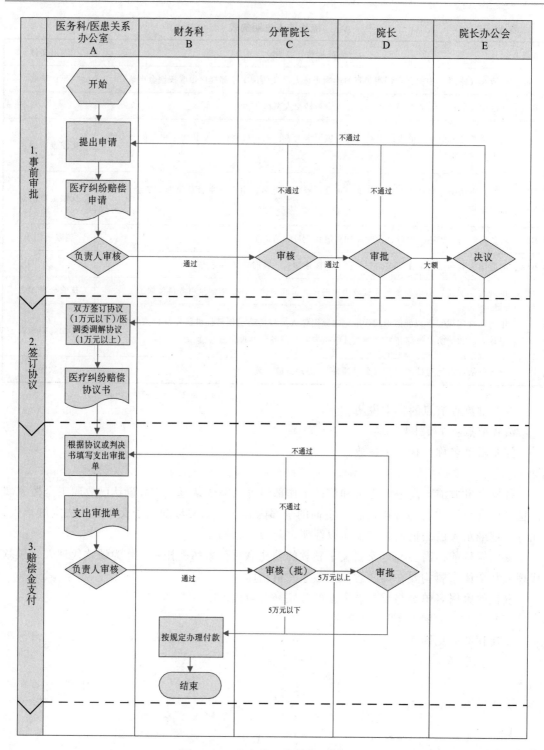

图 4 - 36　医疗纠纷赔偿费审批流程

②流程节点简要说明，见表 4 - 38。

表 4-38 流程节点说明简表

节点	流程简要说明	输出文件
A1	医务科/医患关系办公室根据双方达成的口头协议提出申请，由科室负责人审核	医疗纠纷赔偿申请
C1	分管院长对赔偿金额的真实性、合理性、必要性进行审核	医疗纠纷赔偿申请
D1	院长对一般性的赔偿金额的合理性、合规性进行审批	医疗纠纷赔偿申请
E1	院长办公会对大额的赔偿金进行表决，形成决议文件	会议决议
A2	医务科/医患办公室根据审批通过的赔偿金额与对方签订医疗纠纷赔偿协议（1万元以下），必要时委托第三方医疗纠纷调解委员会调解并签订第三方调解委员会调解协议（1万元以上）	医疗纠纷赔偿协议书
A3	医务科/医患办公室根据医疗纠纷赔偿协议或者法院判决书提出付款申请，经科室负责人审核签字	支出审批单
C3	分管院长对5万元以内的赔偿的真实性、合理性、必要性进行审批	支出审批单
D3	院长对5万元以上的赔偿进行审批	支出审批单
B3	财务科出纳依据审批通过的单据办理付款手续	付款凭证

③关键流程节点的详细说明。

流程节点：A1、C1、D1、E1

控制活动名称：事前审批

说明：

通过调查、分析、鉴定，对于事实清楚、定性准确、责任明确的医疗纠纷，由医务科/医患关系办公室负责积极与对方协商解决，经协商双方达成共识的，需事先由分管院长审核、院长审批后，与对方签署赔偿协议。其中赔偿金额较大的，必须报院长办公会决议通过。

经协商双方无法达成共识的，引导对方依法处理，申请医疗事故鉴定、申请仲裁或依法诉讼。

流程节点：A3、B3、C3、D3

控制活动名称：赔偿金支付

说明：

财务科出纳依据审批通过的支出审批单及协议等原始单据办理赔偿金付款手续。

收款人员应与赔偿人员的名称一致、身份证件一致。

因特殊情况需要家属领款的，需签订家属关于领款的委托意见。

家属只能委托一人作为领款代理人，领款代理人和全体家属均要在委托意见上签字并留指印。

（25）报销冲账流程。

①流程图，见图4-37。

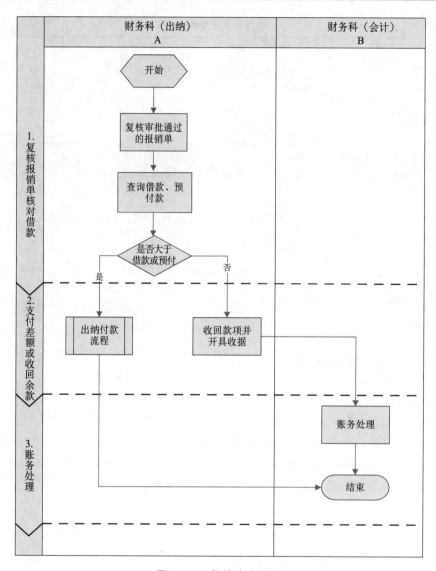

图 4 - 37　报销冲账流程

②流程节点简要说明，见表 4 - 39。

表 4 - 39　　　　　　　　　　　　　　**流程节点说明简表**

节点	流程简要说明	输出文件
A1	财务科出纳复核经办人交来的经过审批的报销单据，并查询借款或预付款情况，复核单据重点关注票据的合法性、合规性	报销单据
A2	报销金额大于借款或预付款的，财务科出纳按差额依据财务付款流程支付余款；报销金额小于借款或预付款的应收回余款	资金支付凭证、收款收据
B3	财务科会计根据出纳人员交来的报销单据、资金支付凭证、收款收据等单据进行账务处理	记账凭证

③关键流程节点的详细说明。

流程节点：A1

控制活动名称：复核报销单核对借款

说明：

财务科出纳对经办人交来的报销单据复核，重点审核报销单据的合法性、合规性，报销金额是否与各类单据金额合计数一致；开具的发票抬头是否合规（是否单位全称、是否填写正确）；开具的发票是否有对方单位盖章，盖章是否清晰可辨；汇总开具的发票需附对方单位盖章的购货清单。

财务科出纳首先查询借款或预付款金额，报销金额大于借款或预付款的，应交至财务预算管理岗审核是否超预算，超预算的需重新审批；如果是在预算内支付，则按照财务付款流程办理手续；报销金额小于借款或预付款的，出纳收回余款，并给对方开具收回余款的收据；借款遵循专款专用原则，报销时有余款的必须同时收回，严禁在其他支出项目中使用。

（26）出纳付款流程。

①流程图，见图 4 – 38。

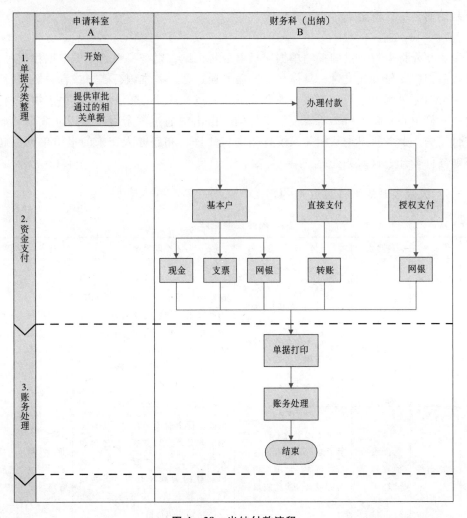

图 4 – 38　出纳付款流程

②流程节点简要说明,见表4-40。

表4-40　流程节点说明简表

节点	流程简要说明	输出文件
A1	科室经办人将审批通过的单据交至财务科出纳	审批通过的报销单
B2	财务科出纳根据单据性质整理分类,属于通过实有资金账户支付的,由出纳通过网上银行、支票、现金等方式支付;属于直接支付的,由财政集中支付中心直接支付;属于授权支付的,由出纳通过零余额账户转账支付	各类支付凭证
B3	财务科出纳打印支付凭证(自行支付凭证、直接支付凭证、授权支付凭证),和经办人交来的报销单据一起整理并交至财务科会计入账	记账凭证

③关键流程节点的详细说明。

流程节点:B2

控制活动名称:资金支付

说明:

科室经办人将审批通过的报销单据交至财务科出纳,财务科出纳根据单据性质进行整理分类并按照相应支付方式支付,具体如下:需要通过医院基本银行账户或者一般银行账户支付的,由出纳通过网上银行、支票、现金等形式支付;属于直接支付的,由出纳审核后上报财政集中支付中心直接支付;需要授权支付的,由出纳通过零余额账户用款额度转账支付;资金支付完毕,财务科出纳从相关系统打印支付凭证,和经办人交来的报销单据一起整理,并交至财务科会计进行账务处理。

4.3.8　风险控制矩阵(见表4-41)

表4-41　风险控制矩阵

编号	子流程	风险点	风险点描述	控制措施	责任主体	文件依据
4.3.8.1	全部流程	不相容岗位未有效分离风险	支出业务相关岗位设置不合理、岗位职责不清或支出申请和内部审批、付款审批和付款执行、业务经办和会计核算等不相容岗位未有效分离,可能导致错误或舞弊	医院按照不相容职务实行分离、内部牵制、相互稽核的原则,设置支出业务相关岗位,配备职能人员,明确岗位分工,不得由一人办理支出业务的全过程	业务科室、财务科	《医院会计内部控制制度》
4.3.8.2	全部流程	支出没有预算控制风险	各项支出申请不符合预算管理要求或者没有预算,可能导致单位预算失控或者经费控制目标失效	医院实行全面预算管理,所有支出事前必须预算审核;财务科全面负责支出管理和控制,负责支出预算的编制和分解,正确归集、核算支出,实施动态控制,分析预算的执行情况	业务科室、财务科	《医院全面预算管理制度》

续表

编号	子流程	风险点	风险点描述	控制措施	责任主体	文件依据
4.3.8.3	全部流程	超出范围和标准风险	各项支出范围及标准不符合相关政策与制度的要求，可能导致单位预算失控或者经费控制目标失效	医院根据不同的支出事项建立定额或支出限额、标准等管理制度，明确支出事项的开支范围、开支标准；制定了差旅费、培训费、办公费、公务接待、公车运行等开支标准和支出范围	业务科室、财务科	《医院差旅费报销管理办法》《医院公务接待管理办法》等
4.3.8.4	全部流程	无明确的审批权限风险	各项支出未经适当的审批程序，尤其对于重大支出未经集体决策程序，可能导致错误或舞弊	医院制定分级授权审批权限，按照额度大小分别由分管院领导和院主要领导进行审批，重大经费支出、预算项目需经院长办公会集体决策	业务科室负责人、分管院领导、财务科负责人、院长	《财务管理制度》
4.3.8.5	全部流程	资金支付风险	未严格按照审批结果办理资金支付，导致资金支付不合规	资金由财务科统一专户监管，财务科出纳依据审批通过的原始单据办理资金支付手续	财务科	《财务管理制度》
4.3.8.6	全部流程	会计处理不符合规定风险	各项支出的费用报销计算不准确，支出会计处理不符合会计制度要求，可能导致单位账实不符，财务信息失真	(1) 财务科对原始凭证和入库单进行认真逐笔审核，对无经办人签字、无有权批准人签字及其他不符合规定的单据要予以退回，由相关部门按规定予以纠正；(2) 成本核算财务人员正确掌握成本与非成本的界限，不准随意扩大成本支出范围，不准违反"权责发生制"的核算原则，按照会计制度的有关规定选择适当的会计处理方法，并且前后各期保持一致，稽核人员、财务主管要按照支出管理规定对各种支出进行审核；成本核算财会人员按照会计制度的规定选择恰当的支出分配方法，并且前后各期保持一致，财会主管要检查成本的计算是否正确，选用的分配方法是否合法合规	财务科	《财务管理制度》

续表

编号	子流程	风险点	风险点描述	控制措施	责任主体	文件依据
4.3.8.7	资金支出审批总流程	没有定期分析风险	各项支出缺乏定期的分析与监控，并对重大问题缺乏应对措施，可能导致单位支出失控；支出的分析和监控可以结合预算执行分析来进行，通过必要的分析和监控，可以分析单位支出的合理性，发现重大的支出异常及时纠正，合理安排现金流，避免资金链断裂等风险	（1）财务科每月进行简要财务分析包括：业务收支情况分析、医药费用控制情况分析、医疗服务数量与金额变动情况分析、现金流量分析、预算执行情况分析、资产负债变动情况分析； （2）每季进行详细财务分析包括：业务收支情况分析、医药费用控制情况分析、医疗服务数量与金额变动情况分析、现金流量分析、预算执行情况分析、资产负债变动情况分析； （3）每年进行医院全部资产清产核资工作，形成清产核资报告及情况分析	财务科	《医院财务分析制度》
4.3.8.8	预付款审批流程	没有及时催要发票风险	款项支付后，缺少及时催要发票或及时冲账机制，容易导致款项长期挂账，影响会计核算	预付款支付后，申请部门负责按期将相关发票和有关原始单据收集整理、汇总分类，执行费用报销审批程序后，及时到财务科办理费用报销冲账手续	业务科室财务科	《财务管理制度》
4.3.8.9	借款审批流程	借款制度不完善风险；借款未及时清理风险	（1）借款制度不完善，缺少对借款条件和范围的约束、借款金额的限定，缺乏对借款办理程序的规定，可能导致借款行为混乱，控制流于形式； （2）缺少对借款定期清理机制可能导致借款收不回，资金管理失控	（1）个人因公借款时间原则上不准超出1个月（备用金不超过一年），特殊情况确需延长还款时间的，须请示汇报；公款不得私用； （2）公务、业务活动借用现金的，一般应在完成工作后的15日内办理完毕财务报销手续，并全部归还借款，最长期限不超过1个月。如不按时结清的，财务人员不再办理该部门的借用现金业务；财务科定期对借款进行清理，对于超期未还的借款，财务科出纳应及时催收	业务科室、财务科	《财务管理制度》
4.3.8.10	发票报销审批流程	单据审核不严格风险	单据审核不严格，采用虚假或不符合要求的票据报销，可能导致单位支出业务不合法合规。用"假发票"报销，套取资金	财务应当加强对各类单据的全面审核，重点审核单据来源是否合法，内容是否真实、完整，使用是否准确，是否符合预算，审批手续是否齐全	业务科室、财务科	《财务管理制度》

续表

编号	子流程	风险点	风险点描述	控制措施	责任主体	文件依据
4.3.8.11	差旅费审批流程	未进行事前审批；差旅费制度缺失、无标准或未严格按照标准执行	（1）事前审批程序缺失，随意出差，将导致资源浪费；（2）出差审批权限、标准缺乏，导致经济行为混乱及不合规风险	（1）出差人员在出差前填写出差审批单，差旅费标准严格参照《差旅费管理办法》执行；（2）严格按照事先设定的流程执行审批程序，所有出差事项需事前审批	出差人员、科主任、分管院长、院长	《医院差旅费报销管理办法》《差旅费管理办法》
4.3.8.12	外出进修培训审批流程	未签订进修协议风险	没有与外出进修人员签订进修协议，或者进修协议内容不完整，容易导致人才流失	外出进修人员进修前应安排好科室工作，并到归口部门办理业务交接手续、签订外出进修协议后，方可外出进修	归口部门、进修人员	《因公出国（境）短期交流进修、学习管理办法》
4.3.8.13	外出进修培训审批流程	未执行进修考核风险	没有对外出进修人员进行适当考核，将无法确定进修成果，容易导致进修流于形式，或影响业务工作的提升	进修人员进修结束报到后，及时对进修情况进行总结，并编写总结报告，将进修鉴定、学习总结及开展新技术计划等相关资料报归口部门，归口部门负责对其工作任务进行监督考核	归口部门、进修人员	《因公出国（境）短期交流进修、学习管理办法》
4.3.8.14	公务用车审批流程	未记载用车里程数风险；公车运行费用统计不完整风险	（1）公务用车完毕，没有及时记载来回里程数，容易出现公车私用或舞弊行为；（2）没有定期统计公务用车运行费用，或公务用车运行费用统计不完整，容易导致公车管理混乱	（1）总务科负责根据审批的派车审批单派遣车辆与驾驶员。用车完毕，用车人记录车辆来回里程数并签字确认；（2）办公室负责根据派车单记载的里程数以及车辆加油情况计算车辆油耗。定期统计包含车辆油耗、维修、保险等项目的公务用车运行费用统计表并做出分析，报审计科审查	总务科、审计科	《医院车辆管理办法》
4.3.8.15	办公用品审批流程	采购程序及出入库不规范	（1）审批程序设置不合理，容易造成采购行为不规范，管理混乱；（2）验收程序流于形式、不严格，导致物品质量低劣；（3）领用程序混乱，对库存状态不明确，容易造成资源浪费	（1）科室根据实际需要填报需求，由采购办进行定点采购；（2）采购办负责对数量和质量进行验收，验收不合格应及时退给供应商，验收合格应签字确认，并办理入库手续，登记台账；（3）建立并完善出入库手续，保管员及时登记台账，并定期或不定期进行盘点	采购办、资产管理科	《医院物资采购管理制度》

续表

编号	子流程	风险点	风险点描述	控制措施	责任主体	文件依据
4.3.8.16	公务接待审批流程	事前审批程序缺失,接待内容不明确,缺乏规范和接待标准	接待内容不明确,缺乏规范,审批程序缺失,将导致资源浪费,并造成不合规风险	(1) 严格执行公务接待公函制度,公务接待全部纳入预算管理,坚持先有预算后有支出原则 (2) 因工作需要确需按照接待用餐的,由相关科室提出申请,填写接待申请单,明确接待对象、目的等,报院领导进行审批; (3) 接待标准及接待方案由办公室审核,接待标准严格参照《××市直机关外宾接待经费管理办法》《××市党政机关国内公务接待管理办法》执行; (4) 费用报销应附来访函、审批单、接待清单、消费明细等	相关科室、办公室、财务科、分管院长、院长	《医院公务接待管理办法》《医院外宾接待暂行规定》
4.3.8.17	专家讲课费审批流程	专家讲课费支付风险	单据审核不严或大量用现金支付,容易出现舞弊现象	财务科负责原始单据的把关,包括身份证复印件、专家证明等有效证件的审核。劳务费支付没有特殊情况,一律用银行转账到本人户名	财务科	
4.3.8.18	信息设备办公家具、医疗设备维修审批流程、零工工程修缮审批流程	维修需求真实,并得到事前审批;履行验收,维修后资产使用效果良好	(1) 维修事项未经审批,不符合预算管理要求或者没有预算,可能导致单位预算失控或者经费控制目标失效; (2) 未进行验收导致维修活动不能达到维修目的	(1) 资产维修必须经事前审批,具体由相关科室向归口职能科室提出申请,并统一组织实施维修; (2) 维修完成,履行联合验收手续,并签字确认	相关科室、归口职能科室、职能科室分管院长、院长	《医院日常维修管理制度》《医院零星工程管理制度》

4.4 采购管理流程

4.4.1 概述

采购是指购买物资(或服务)及支付款项等相关活动,是医院开展日常工作的重要业务,既是一个单位"实物流"的重要组成部分,又与"资金流"密切相关。采购过程中的不规范行为甚至违法行为,是医院的重大风险之一。

采购业务内部控制是指根据国家采购法律、法规、规章、制度的规定,结合采购业务管理的特点和要求而制定的,旨在规范采购管理活动,体现采购"公开、公平、公正、诚信"

原则的制度和办法。所以，按照"先预算，后计划，再采购"的工作原则，建设完善的采购业务内部控制制度，明确各参与部门和人员在采购业务中的责任，是控制采购成本、节约资金、防止舞弊行为、提高采购质量和效益的有效措施。

采购业务主要可以分为两种管理模式：

（1）委托政府采购部门组织的集中采购。政府集中采购目录中的采购项目，或采购预算金额达到了政府采购限额标准的项目，都必须委托政府采购部门采购。

（2）医院自行组织的分散采购。未纳入政府集中采购目录的或未达到政府采购限额标准的采购项目，可以由医院组织采购；对于纳入集中采购目录的政府采购项目，属于本单位有特殊要求的项目，经上级部门批准，也可以由医院自行组织采购。

医院的采购业务主要是利用自有资金进行的固定资产、无形资产、低值易耗品、医用耗材以及药品、办公用品、工程项目等的采购。

4.4.2　主要业务范围

采购业务控制主要明确了医院采购管理流程的各个节点、岗位分工、管控要求，并对流程节点进行详细说明；同时，对政府集中采购、自行采购的流程节点、岗位分工、管控要求进行了规范。

4.4.3　涉及的部门（岗位）及职责

（1）采购办。

①负责医院除药品外物资采购事项的具体实施。

②每年根据各科室申购计划和实际需要编制年度预算计划，经批准严格贯彻执行。

③按照医院物资采购目录组织实施采购及收发货工作。

④负责分类保管各种物资，要求账物相符，要注意防火、防盗、防潮，并防止损坏丢失。

（2）招标办。

①贯彻国家政府采购与招投标的方针政策和法律法规，拟定医院招标工作的相关规章制度和具体实施办法。

②建立、管理医院"招标评审专家库"。

③接受招标申请，审核项目相关资料，确定招标实施方式。

④审查招标文件，发布招标信息，接受投标报名；发出招标文件。

⑤按照规定组织开标，公示评审结果，发布中标公告，发出中标通知书。

⑥对按照规定应纳入国家（地方）政府采购或招标的事项，配合主管部门做好相关工作。

⑦负责招标相关文件资料的归集、整理和立卷归档。

⑧委托招标代理机构进行招标。

⑨配合医院相关部门做好招标中的投诉以及法律纠纷等相关事宜。

⑩根据招标记录与中标方拟签合同，经医院经济合同会签流程审签，审计科出具经济合同审计评价意见书后，与中标方签订合同，并将中标结果转交采购部门。

（3）总务科、信息科、器械科等相关职能部门。

①负责对招标文件进行复核，确认招标参数的一致性。

②负责组织技术参数、性能验收并出具验收报告。

（4）财务科。

①负责办理采购资金支付业务。

②申报、支付政府采购资金并处理相关账务。

（5）资产管理科。

①负责出入库账务管理。

②负责维护 HRP 采购目录。

（6）审计科。

①对采购活动程序和过程实施监督。

②负责对经济合同条款进行审核，出具审计评价意见书。

4.4.4　主要风险

采购业务的主要风险有：

（1）超目录采购，未执行医院采购目录制度。

（2）新增物资采购目录未经专业委员会会议研究，仅使用部门分管领导个人同意。

（3）不相容岗位未有效分离，如采购与付款审批为同一分管领导，采购与验收为同一部门。

（4）采购计划安排不合理或者未按程序审批，未详细掌握实际需求和相关配备标准，可能导致采购失败或者资金、资产浪费。

（5）采购需求不符合实际情况，设备技术参数不合理，脱离实际，容易影响工作效率，影响医院业绩，造成资产浪费。

（6）通过"化整为零"等方式规避公开招标采购，没有严格执行医院的采购管理办法，规避采购监督，可能导致采购业务违法违规。

（7）招标文件技术参数不得当，与实际采购需要相脱节，容易造成采购失败或者资产浪费；招标文件带有倾向性，限制潜在供应商，容易造成采购过程违法违规；招标文件未得到有效审批，容易造成与实际不符，存在违规行为。

（8）没有采用恰当的招标方式，或者在招投标中存在不规范甚至违法行为，可能导致舞弊等行为发生。

（9）招标专家委员会专家未按照招标采购制度进行选择和确认，可能导致舞弊及不合规风险。

（10）供应商弄虚作假，不符合资格而通过审查，容易造成采购物品的质量以次充好，质量不符合要求。

（11）合同内容和条款存在不合理、不严密、不完整、不明确可能导致重大误解；合同对方主体资格未达到要求；合同没有经过严格审核、审批，容易造成合同纠纷。

（12）采购验收不规范，付款审核不严，可能导致实际接收物资与采购合同约定的有差异、资金损失或信用受损。

（13）资金支付申请未经归口技术管理部门把关，导致存在资金支付风险。

4.4.5　控制目标

采购业务的控制目标主要包括：（1）建立完善的采购内部管理制度，明确采购业务主管机构，明确各参与部门和人员在采购业务中的责任；（2）根据医院有关规定编制采购预算，合理安排采购计划，保证采购计划科学合理，具有财力保障；（3）规范招投标行为，确保招投标公开、公平、公正；（4）采购结果符合预期，价格不高于市场同类产品水平；（5）采购验收程序规范，资产采购和验收岗位有效分离，根据完备手续付款，确保采购和资产保管责任明确，采购过程规范。

4.4.6　不相容岗位

采购业务的不相容岗位至少包括以下内容：（1）采购需求制定与内部审批；（2）招标文件准备与复核；（3）合同签订与验收；（4）验收与保管；（5）采购与款项支付审批。

4.4.7　业务流程描述

（1）采购实施流程——财政资金——政府集中采购。

①流程图，见图4-39。

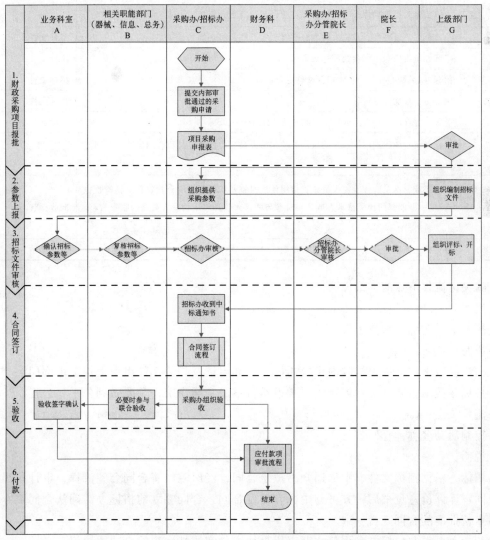

图4-39　采购实施流程——财政资金——政府集中采购

②流程节点简要说明，见表 4 - 42。

表 4 - 42　　　　　　　　　　　　流程节点说明简表

节点	流程简要说明	输出文件
C1	采购办/招标办根据院内通过的采购申请，填写财政项目采购表，形成财政项目采购申报表	项目采购申报表
G1	财政项目采购申报表报市卫计委审批通过后，报市财政局审批，审批通过后，市财政下达财政采购项目指标	项目采购申报表
C2	使用科室负责人提出具体采购项目参数报归口部门负责人审核；归口部门负责人重点审核采购参数是否真实具体，是否确属科室实际需求	采购参数
G2	市卫计委对采购项目及其技术参数进行审批，并按照规定由政府集中采购中心负责组织采购，组织招标文件	招标文件
A3	业务科室负责人对主管部门委托组织的招标文件及其技术参数进行审查接收；使用科室负责人提出具体采购项目参数报归口部门负责人审核	招标文件
B3	归口部门负责人重点审核采购参数是否真实具体，是否确属科室实际需求	招标文件
C3	招标办负责人对招标参数等进行审核	招标文件
E3	招标办/采购办分管院长对招标文件进行审批	招标文件
F3	院长对招标文件进行签字审批	招标文件
G3	上级主管部门委托的采购代理机构负责组织招标、开标	中标通知书
C4	招标办负责人收到中标通知书后，组织相关人员与中标单位进行合同洽谈、合同签订等事宜	合同
C5B5、A5	采购完成，由采购办验收人员负责组织使用科室及职能科室联合验收并出具验收报告/单；职能部门相关技术人员必要时参与联合验收；使用科室人员在验收报告/单上签字确认	验收报告/单
D6	财务科按照应付款项审批流程进行付款	付款申请

③关键流程节点的详细说明。

流程节点：C2、G2

控制活动名称：参数上报

说明：

招标参数由招标办根据院内审批通过的招标申请及相关文件组织上报上级部门。

招标参数填报要真实具体，既要考虑本科室的实际需求，又要做到公平、公正。

流程节点：C4

控制活动名称：合同签订

说明：

招标办根据招标文件、中标通知书拟定合同，经医院经济合同会签流程，审计科出具经济合同审计评价意见书后，方可与中标方签订合同。合同签立前招标办需确认合同文本与审计科审核批准的合同是否一致。

招标办不得与中标方私下订立背离招投标文件实质性内容的合同或协议。

流程节点：A5、B5、C5

控制活动名称：验收

说明：

采购办组织业务科室进行联合开箱验收，检查数量是否有误、规格是否相符；相关职能部门（器械科、总务科、信息科）负责组织人员对相关技术参数进行验收，验收完毕于验收报告上签字确认。

参与验收的人员应具备与采购项目相关的专业知识和实践经验。

固定资产采购验收：根据合同或协议、供应商发货单等对所购资产的品种、规格、数量、技术要求及其他内容进行验收，出具验收单或验收报告；验收内容包括固定资产的品种、规格、型号、数量与请购单是否相符，运转是否正常，有关技术指标是否达到合同规定的要求等。

其他项目采购验收：根据合同条款及技术要求进行验收，出具验收单或验收报告。

（2）采购实施流程——财政资金——政府分散采购。

①流程图，见图 4-40。

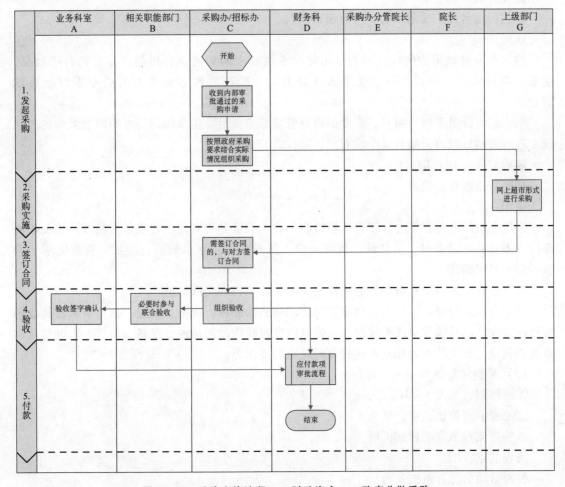

图 4-40　采购实施流程——财政资金——政府分散采购

②流程节点简要说明，见表 4 – 43。

表 4 – 43　　　　　　　　　　　　流程节点说明简表

节点	流程简要说明	输出文件
C1	采购办/招标办收到内部审批通过的采购申请，按照政府规定结合实际情况进行采购	
G2	按照上级主管部门的规定要求进行网上超市采购	
C3	确定供货单位后需要签订合同的，由采购部门负责人组织相关人员与供货单位进行合同洽谈、签订等事宜	经济合同
A4、B4、C4	采购完成，由采购部门验收人员负责组织使用科室与职能科室验收并出具验收报告	验收报告
D5	验收合格后，财务科按照应付项审批流程办理付款手续	付款申请

③关键流程节点的详细说明。

流程节点：C1、G2

控制活动名称：发起采购、网上超市采购

说明：

纳入政府分散采购的项目一般是用财政专项资金购买的办公用品、办公耗材等物品，主要有学科建设、科教专项、优秀人才培养、中医药发展基金等方面的专项财政拨款资金。

纳入政府分散采购的项目，需要归口分管院长审批后，由采购部门按照网上采购的相关规定进行采购；政府采购目录中没有的，可以自行采购。

流程节点：A4、B4、C4

控制活动名称：验收

说明：

采购办组织业务科室进行联合开箱验收，检查数量是否有误、规格是否相符；相关职能部门（器械科、总务科、信息科）负责组织人员对相关技术参数进行验收，验收完毕于验收报告上签字确认。

参与验收的人员应具备与采购项目相关的专业知识和实践经验。

根据合同或协议、供应商发货单等对所购物品的品种、规格、数量、技术要求及其他内容进行验收，出具验收单或验收报告；验收内容包括物品的品种、规格、型号、数量与请购单是否相符，有关技术指标是否达到合同规定的要求等。

（3）采购实施流程——自筹资金。

①流程图，见图 4 – 41。

②流程节点简要说明，见表 4 – 44。

③关键流程节点的详细说明。

流程节点：B2

控制活动名称：组织采购

说明：

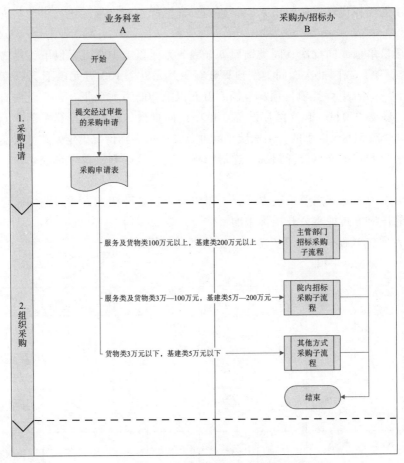

图 4 – 41 采购实施流程——自筹资金

表 4 – 44 流程节点说明简表

节点	流程简要说明	输出文件
A1	申请科室依据审批通过的采购申请表，报招标办/采购办实施采购	采购申请表
B2	服务、货物类单价或一次性采购在 100 万元以上、基建类 200 万元以上的，由市卫计委组织招标采购；单项或批量 30 万元以上 100 万元以下的医疗设备由医院委托代理机构采购；服务货物类单价或一次性采购在 3 万—100 万元（其中医疗设备 3 万—30 万元）、基建类 5 万—200 万元的，医院自主招标采购；服务类、货物类单价或一次性采购在 3 万元以下、基建类 5 万元以下的，由采购办负责根据实际情况采购	采购申请表

　　货物及服务类项目单台（件、套、个、项）或同批次、同类别预算金额 100 万元及以上的，由主管部门委托代理机构集中采购。200 万元（含）以上的工程类项目由医院到发改、规划等部门办理审批备案手续后，由主管部门委托代理机构在市公共资源交易中心组织实施。甲、乙类医疗设备配置审批及采购按国家、省有关要求执行；单项或批量 100 万元（含）以上的同类医疗设备，由主管部门委托代理机构实行集中采购，在市公共资源交易中心组织实施。

　　单项或批量 30 万元以上 100 万元以下、未列入委集中采购的医疗设备，由医院按照政府采购法律法规委托代理机构组织采购，达到公开招标数额标准的进入市公共资源交易中心交易。

服务类项目单项或同批次、同类别预算金额 3 万元以上 100 万元以下，货物类项目单台（件、套、个、项）或同批次、同类别预算金额 3 万元以上 100 万元以下（医疗设备 3 万元以上 30 万元以下），工程类项目预算金额 5 万元以上 200 万元以下，进行院内自主招标。

服务类、货物类项目（包含医疗设备）单项或同批次、同类别预算金额 3 万元以下，工程类项目预算金额 5 万元以下的，由医院采购办负责根据实际情况确定采购方式实施采购。

医院的采购方式主要有公开招标、邀请招标、竞争性谈判、单一来源采购、询价等采购方式。

公开招标作为医院的主要采购方式，不得将应当以公开招标方式采购的医疗设备化整为零或者以其他任何方式规避公开招标采购。

（4）采购实施流程——自筹资金——主管部门招标采购。

①流程图，见图 4 - 42。

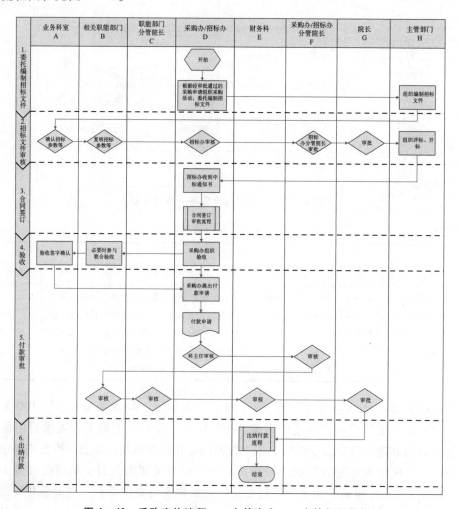

图 4 - 42　采购实施流程——自筹资金——主管部门招标

②流程节点简要说明，见表 4 - 45。

表 4 – 45　　　　　　　　　　　流程节点说明简表

节点	流程简要说明	输出文件
C1	招标办经办人根据审批通过的采购申请组织采购活动，上报主管部门委托代理机构编制招标文件	采购申请表
G1	主管部门根据上报的采购参数按照规定委托代理机构编制招标文件，组织采购活动	招标文件
A2	业务科室对招标文件的招标参数等信息进行确认	招标文件
B2	相关职能部门复核招标参数	招标文件
C2	招标办负责人重点审核招标文件内容及其参数是否与申报的项目一致	招标文件
E2	招标办分管院长对招标文件进行审批	招标文件
F2	院长对招标文件进行审批	招标文件
G2	代理机构组织招标、开标	
C3	招标办收到中标通知书后，负责人组织相关人员与中标单位进行合同洽谈、签订等事宜	经济合同
A4、B4、C4	采购办验收人员负责组织使用科室及职能科室验收并出具验收报告/单；职能部门技术人员负责技术性能验收；使用科室参与开箱验收并签字确认	验收报告/单
D5	验收合格后，财务科按照应付款项审批流程办理付款手续	付款凭证

③关键流程节点的详细说明。

流程节点：A2、B2、C2、E2、F2、G2

控制活动名称：招标文件审批

说明：

货物（医疗设备除外）、服务类项目单台（件、套、个、项）或同批次、同类别预算金额 100 万元及以上，工程类项目预算金额 200 万元及以上，单项或批量 100 万元（含）以上的同类医疗设备（同甲、乙类）购置须报主管部门进行集中采购。

招标办根据院内审批通过的采购申请等文件确定招标参数，报主管部门组织招标采购活动。

提报招标参数时，实际需求需客观、公正。

主管部门负责按规定委托代理机构编制招标文件，组织采购活动。

代理机构编制的招标文件，需由申请科室、相关职能部门、招标办等进行复核确认，并经院领导审批后由代理机构发布。

流程节点：C3

控制活动名称：合同签订

说明：

招标办根据招标文件、中标通知书拟定合同，经医院经济合同会签流程，审计科出具经济合同审计评价意见书后，方可与中标方签订合同。合同签立前招标办需确认合同文本与审计科审核批准的合同是否一致。

招标办不得与中标方私下订立背离招投标文件实质性内容的合同或协议。

流程节点：A4、B4、C4

控制活动名称：验收

说明：

采购办组织业务科室进行联合开箱验收，检查数量是否有误、规格是否相符；相关职能部门（器械科、总务科、信息科）负责组织人员对相关技术参数进行验收，验收完毕于验收报告上签字确认。

固定资产采购验收：根据合同或协议、供应商发货单等对所购资产的品种、规格、数量、技术要求及其他内容进行验收，出具验收单或验收报告；验收内容包括固定资产的品种、规格、型号、数量与请购单是否相符，运转是否正常，有关技术指标是否达到合同规定的要求等。

其他项目采购验收：根据合同条款及技术要求进行验收，出具验收单或验收报告。

（5）采购实施流程——自筹资金——院内公开招标采购。

①流程图，见图4-43。

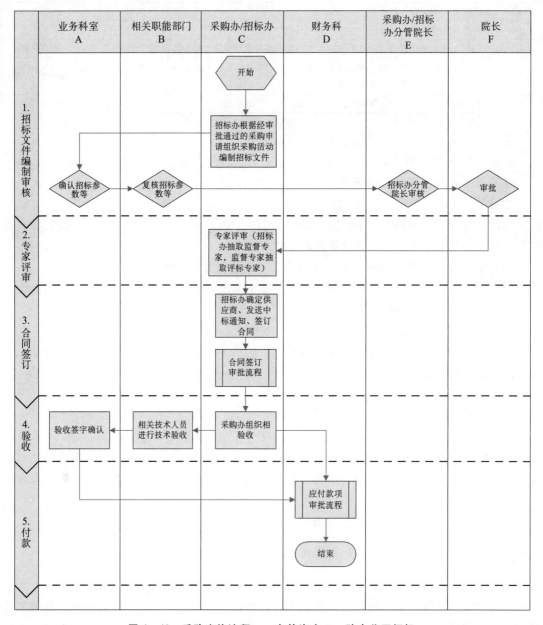

图4-43　采购实施流程——自筹资金——院内公开招标

②流程节点简要说明,见表 4 – 46。

表 4 – 46   流程节点说明简表

节点	流程简要说明	输出文件
C1	招标办依据审批通过的采购申请组织采购活动,编制招标文件	招标文件
A1	业务科室对招标文件的采购参数进行确认	招标文件
B1	相关职能部门对招标文件的招标参数进行复核	招标文件
E1	招标办分管院长对招标文件进行审批	招标文件
F1	院长对招标文件进行审批	招标文件
C2	招标办组织专家进行评审	招标文件
C3	招标办公室负责中标公示并负责发放中标通知书;中标通知书下发后,由招标办组织相关人员与中标单位进行合同洽谈、合同签订等事宜	经济合同
C4	由采购办组织相关部门及技术人员联合验收	验收报告
B4	职能部门技术人员进行技术验收	验收报告
A4	业务科室进行开箱验收后确认签字	验收报告
D5	验收合格后,财务科按照应付款项审批流程办理付款手续	付款凭证

③关键流程节点的详细说明。

流程节点:A1、B1、C1、E1、F1

控制活动名称:招标文件编制审核

说明:

服务类项目单项或同批次、同类别预算金额 3 万元以上 100 万元以下,货物类项目单台(件、套、个、项)或同批次、同类别预算金额 3 万元以上 100 万元以下(医疗设备 3 万元以上 30 万元以下),工程类项目预算金额 5 万元以上 200 万元以下,由医院招标采购办公室招标采购。

医院利用自筹资金进行院内自主公开招标的,由招标办负责编制招标文件,规定并标明实质性要求和条件;招标文件经业务科室、相关职能部门审核、分管招标工作的院领导审批后提交院长审批,经审批通过后方可对外发布。

流程节点:C2

控制活动名称:专家评审

说明:

医院自行组织公开招标,遵循“公开、公平、公正、择优、诚信”的原则。

医院成立招标评审专家库,由医院和外院管理、医疗、医技、药学、医学工程、基建工程、信息工程、经济师、会计师等学科专家组成,专家库人员实行动态管理。每次招标由监督专家随机抽取 5—7 名专家参与评审。申购业务科室可派一人参加招标评审。

医院成立招标采购监督专家库,专家库由职工代表、科主任组成,每次招标由招标办随机抽取 3 名监督专家,按规定对招标工作进行全过程监督。

流程节点:C3

控制活动名称:合同签订

说明:

招标办根据招标文件、中标通知书拟定合同,经医院经济合同会签流程,审计科出具经济合同审计评价意见书后,方可与中标方签订合同。合同签立前招标办需确认合同文本与审计科审核批准的合同是否一致。

招标办不得与中标方私下订立背离招投标文件实质性内容的合同或协议。

流程节点：A4、B4、C4

控制活动名称：验收

说明：

采购办组织业务科室进行联合开箱验收，检查数量是否有误、规格是否相符；相关职能部门（器械科、总务科、信息科）负责组织人员对相关技术参数进行验收，验收完毕于验收报告上签字确认。

固定资产验收根据合同协议、供应商发货单等对所购资产的品种、规格、数量、技术要求及其他内容进行验收，出具验收单或验收报告；验收内容包括固定资产的品种、规格、型号、数量与请购单是否相符，运转是否正常，有关技术指标是否达到合同规定的要求等。其他项目验收根据合同条款及技术要求进行验收，出具验收单或验收报告。

（6）采购实施流程——自筹资金——其他方式采购（竞争性谈判等）。

①流程图，见图4－44。

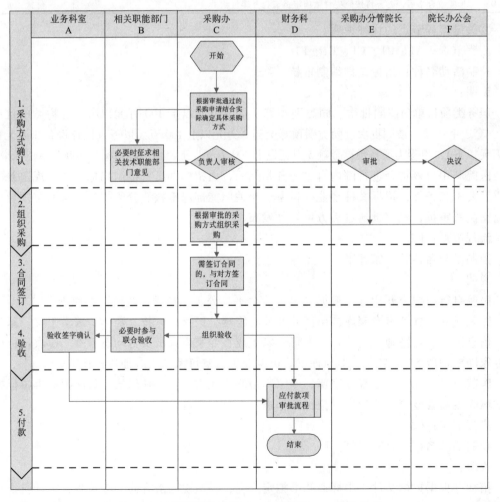

图4－44 采购实施流程——自筹资金——其他方式

②流程节点简要说明，见表4－47。

表 4 – 47 流程节点说明简表

节点	流程简要说明	输出文件
C1	采购办根据审批通过的采购申请结合实际情况确定具体采购方式	
B1	必要时征求相关职能技术部门负责人意见	
C1	采购办负责人对综合考虑确定的采购方式是否合理合规进行审核	
E1	采购办分管院长对采购事项的合理合规性进行审批	
F1	院长办公会对采购事项的合理合规性进行集体决议	决议文件
C2	采购办依据审批通过的采购方式进行采购	
C3	需要签订合同的由采购办与对方签订合同	经济合同
A4、B4、C4	采购办组织联合验收，职能部门必要时参与验收，业务科室负责验收签字确认	验收报告/单
D5	验收合格后，财务科按照应付款审批流程办理付款手续	付款申请

③关键流程节点的详细说明。

流程节点：B1、C1、E1、F1

控制活动名称：采购方式确认

说明：

服务类、货物类项目（包含医疗设备）单项或同批次、同类别预算金额 3 万元以下，工程类项目预算金额 5 万元以下的，由医院采购办负责根据实际情况确定采购方式实施采购。

其他采购方式主要包括：竞争性谈判、单一来源采购、询价等。

流程节点：A4、B4、C4

控制活动名称：验收

说明：

采购办组织业务科室进行联合开箱验收，检查数量是否有误、规格是否相符；相关职能部门（器械科、总务科、信息科）负责组织人员对相关技术参数进行验收，验收完毕于验收报告上签字确认。

参与验收的人员应具备与采购项目相关的专业知识和实践经验。

固定资产采购验收：根据合同协议、供应商发货单等对所购资产的品种、规格、数量、技术要求及其他内容进行验收，出具验收单或验收报告；验收内容包括固定资产的品种、规格、型号、数量与请购单是否相符，运转是否正常，有关技术指标是否达到合同规定的要求等。

其他项目采购验收：根据合同条款及技术要求进行验收，出具验收单或验收报告。

4.4.8 风险控制矩阵（见表 4 – 48）

表 4 – 48 风险控制矩阵

编号	子流程	风险点	风险点描述	控制措施	责任主体	文件依据
4.4.8.1	采购实施流程	采购预算、计划编制风险	未编制采购预算，采购计划安排不合理或者未按程序审批，未详细掌握本单位对资产物资的实际需求和相关配备标准，可能导致采购失败或者资金、资产浪费	按照"先预算，后计划，再采购"的工作流程，各科室根据发展规划、学科建设、医疗、教学、科研需要及资金状况，规范填报采购预算，编报采购计划，经过相关管理委员会、院长办公会集体讨论通过后方可执行	采购办、招标办、相关职能科室、分管院长、院长	《医院物资采购管理制度》《医院招标采购管理制度》

续表

编号	子流程	风险点	风险点描述	控制措施	责任主体	文件依据
4.4.8.2	采购实施流程	采购需求符合实际，合法合规	采购需求不符合实际情况，设备技术参数不合理，脱离实际，容易影响工作效率，影响医院业绩，造成资产浪费	申报预算时，各科室要对拟采购项目进行认真调研论证，预算单价20万元及以上的医疗设备，需同时提交设备论证报告，论证报告包括购置设备名称、购置必要性、资金来源及预算金额、社会效益和经济效益分析等内容；20万元以上医疗设备在投入运行1年后，由相关科室核实该设备实际的收入数据与提报的效益论证数据的偏离度，如偏离度过大，将结合医院奖惩办法给予设备申请人经济或行政处罚，审计科对抽检的设备开展效益跟踪审计，对相关数据及偏离度进一步核实把关；提报医疗设备技术参数时，既要考虑本科室的实际需求，又要做到公平、公正	采购办、招标办、相关职能科室、分管院长、院长	《医院物资采购管理制度》《医院招标采购管理制度》
4.4.8.3	采购实施流程	采购活动风险	通过"化整为零"等方式规避公开招标采购，没有严格执行医院的《物资采购管理制度》，规避采购监督，可能导致采购业务违法违规	利用自筹资金进行的采购活动，按照以下情形执行： （1）服务、货物类100万元及以上，工程类200万元及以上，由卫计委负责委托代理机构组织采购； （2）医疗设备30万元以上100万元以下，医院自行委托代理机构组织采购； （3）服务类、货物类（医疗设备除外）3万元以上100万元以下、医疗设备3万元以上30万元以下、基建类5万元以上100万元以下，采取医院自主招标采购方式； （4）服务类、货物类3万元以下，基建类5万以下，由采购办公室会同相关科室根据医院实际情况，采用其他采购方式进行采购	招标办、采购办、分管院长、院长	《医院物资采购管理制度》《医院招标采购管理制度》
4.4.8.4	采购实施流程	编写招标文件风险	招标文件技术参数不得当，与实际采购需要相脱节，容易造成采购失败或者资产浪费；招标文件带有倾向性，限制潜在供应商，容易造成采购过程违法违规；招标文件未得到有效审批，容易造成与实际不符，存在违规行为	（1）提报招标参数时，既要考虑本科室的实际需求，又要做到公平、公正； （2）招标文件严格按照有关规定编制，条款合理，招标公告时间及程序符合规定； （3）招标办按照院内审批通过的采购申请及采购项目的特点和需要，自行或委托代理机构编制招标文件，招标文件编制完毕，应由业务科室确认相关参数后职能科室复核，分管院长及院长审批后执行	招标办、采购办、审计科、分管院长、院长	《医院物资采购管理制度》《医院招标采购管理制度》

续表

编号	子流程	风险点	风险点描述	控制措施	责任主体	文件依据
4.4.8.5	采购实施流程	招标风险	没有采用恰当的招标方式，或者在招投标中存在不规范甚至违法行为，可能导致舞弊等行为发生	医院自行招标应当根据"公开、公正、公平"的原则组织招投标活动，不得以公开或暗示的方式指定中标方，应当保证评标活动的客观公正，参与采购的人员应当执行"回避"制度；医院招标管理委员会对招标采购工作负责管理和监督，根据不同的招标采购项目，成立不少于5人单数组成的评标组	招标办、分管院长	《医院物资采购管理制度》《医院招标采购管理制度》
4.4.8.6	采购实施流程	确认供应商风险	供应商弄虚作假，不符合资格而通过审查，容易造成采购物品的质量以次充好，质量不符合要求	采购部门确认中标供应商时应严格审核供应商资质，通过征信系统调查其信用背景，并审核入围供应商是否存在关联关系	采购办	《医院物资采购管理制度》《医院招标采购管理制度》
4.4.8.7	采购实施流程	合同签订风险	合同内容和条款存在不合理、不严密、不完整、不明确可能导致重大误解；合同对方主体资格未达到要求；合同没有经过严格审核、审批，容易造成合同纠纷	采购合同的必备条款包括：采购文件中规定的合同通用条款与专用条款、合同标的质量及数量、合同金额、交付时间及地点、验收、资金支付、违约处理等，采购合同应与中标人的投标文件、报价及其他有效承诺相一致；合同需经审计科进行签证审核，分管院长、院长审批，重要合同还需法律顾问审核	财务科、审计科、分管院长、院长、法律顾问	《医院合同管理制度》
4.4.8.8	采购实施流程	验收风险	采购验收不规范，付款审核不严，可能导致实际接收物资与采购合同约定的有差异、资金损失或信用受损	(1) 采购货物、服务完成或工程项目竣工后，采购办应组织对货物、服务进行验收或对工程项目进行竣工决算，参与验收的人员应具备与采购项目相关的专业知识和实践经验； (2) 验收过程中发现标的物与合同要求不符时，应当面提出并签署书面证明；对质量、技术等问题有异议时，应在合同约定的期限内提出；根据合同协议、供应商发货单等对所购资产的品种、规格、数量、技术要求及其他内容进行验收，出具验收单或验收报告；验收内容包括资产的品种、规格、型号、数量与请购单是否相符，运转是否正常，使用状况是否良好，有关技术指标是否达到合同规定的要求等	相关职能科室、使用科室、采购办、招标办	《医院物资采购管理制度》《医院招标采购管理制度》

续表

编号	子流程	风险点	风险点描述	控制措施	责任主体	文件依据
4.4.8.9	采购实施流程	资金支付风险	资金支付申请依据不充分，导致存在资金支付风险	归口部门经办人整理发票、合同、验收证明、入库单等原始凭单，经过审批后，报财务科，财务科严格按照合同付款条件和要求办理资金支付手续	归口部门、财务科	《医院合同管理制度》

4.5　货币资金管理流程

4.5.1　概述

货币资金是以货币形态存在的、可以随时动用的款项，具体是指单位所拥有的现金、银行存款、有价证券和其他货币资金等。医院要加强对货币资金的预算编制，执行各个环节的管理，规范货币资金的管理程序，确定货币资金执行的审批权限和制度，大额资金支付要实行集体审批，严格控制无预算或超审批权限的资金支出。

医院货币资金主要指现金、银行存款、零余额账户和其他货币资金等。货币资金具有流动性强，控制风险高的特点，同时又贯穿于医院运营的全过程，因此，加强货币资金管理，建立健全货币资金内部控制，对保证医院资产的安全完整和保障医院各项工作正常运转起着非常关键的作用。

4.5.2　主要业务范围

货币资金控制主要明确了货币资金管理流程的各个节点、岗位分工、管控要求，并对流程节点进行详细说明。同时，对货币资金管理、票据管理的流程节点、岗位分工、管控要求进行了规范。

4.5.3　涉及的部门（岗位）及职责

货币资金控制主要在财务部门内部进行，涉及收款员、出纳、稽核人员、会计、票据管理员、财务科负责人等岗位。

（1）收款员职责。

①及时结账，做到日清月结，准确生成并打印日报表，做到表款相符。

②次日将现金收入全部上交财务科。

③认真保管和使用收费票据，作废的票据要按规定缴销，已用完的收据存根应按序号及时到财务科销号。

（2）出纳职责。

①做到日清月结，保证账账相符、账款相符。

②依据审批完备、手续齐全的记账凭证办理收（付）款业务。

③月终要与银行对账单进行核对，配合财务人员编制银行对账余额调节表，清理未达账项。

④严格银行票据管理。

（3）会计职责。

①做好会计核算工作，充分发挥会计工作的核算和监督作用。

②检查本期所有经济业务是否全部登记入账。

③按照财务制度规定做好各项专项资金、专用资金、结余资金的会计核算。

（4）稽核人员职责。

①出纳票据的复核和现金、账簿的查对。

②复核收款员当天门诊收入、票据起止号码是否衔接，住院预交金票据和收入票据的起止号码是否衔接，有无跳号、漏号现象，定期将上述票据交票据管理岗位办理注销等相关手续。

③复核门诊收、退费金额，收费票据金额和当天收入日报表金额是否相符。

④复核住院收、退费金额，收费票据金额和当天收入和预交金日报表金额是否相符；复核住院收、退费明细账与收入和预交金日报表金额是否相符。

⑤复核收款员应上缴现金金额（包括支票张数和金额）是否与门诊收入日报表相符，是否与住院收入和预交金日报表金额相符。

⑥不定期抽查收款员库存现金和备用金情况。

（5）票据管理员职责。

①负责票据的购买、登记、发放和票据核销等工作。

②对回收的发票和收据存根，做到认真审核，注意发票和收据号码的连续性，及时核对，做好销号记录。

③定期或不定期盘点检查票据领用存情况。

④定期对已领用而未核销的发票和收据进行追踪询查核对。

（6）财务科负责人职责。

①负责本单位的财务工作，积极筹措资金，管好用好资金。

②主持财务科日常工作，对各项财务工作进行安排布置。

4.5.4　主要风险

货币资金管理的主要风险有：（1）货币资金未实行归口管理，可能导致账外设账，私存小金库；（2）未实现不相容岗位相互分离，出纳人员既办理资金支付又经管账务处理，由一个人保管支付款项所需的全部印章，可能导致货币资金被贪污挪用的风险；（3）现金盘点不及时、不规范，盘点差异未得到及时处理，可能导致现金账实不符，资金安全得不到保障；（4）货币资金的核查控制不严，未建立定期、不定期抽查核对库存现金和银行存款余额的制度，可能导致货币资金被贪污挪用的风险；（5）未按照有关规定加强银行账户管理，出租、出借账户，可能导致单位违法违规或者利益受损的风险；（6）未定期编制银行存款余额调节表，对未达账项未及时查验、追踪和落实，可能导致账实不符或舞弊现象；（7）未经集体决策，擅自对外举借大额债务，可能导致不能按期还本付息，损坏医院信誉和利益的风险。

4.5.5　控制目标

货币资金管理的控制目标主要包括：（1）保证现金、银行结算账户管理工作符合国家有关法律法规的规定，以及货币资金收支信息的真实性和准确性；（2）确保资金安全完整，避免资金被盗窃、贪污和挪用等情况发生；（3）账实相符，不存在白条抵库、私设"小金库"等情况。确保"收支两条线"，不得坐支现金；（4）建立健全财务风险控制机制，规范和加强债务管理和监控。严格执行审批程序，不得违反规定举借债务；（5）严格规范对外借款行为，加强对举借债务的内部控制，以有效防范因举借而带来的财务风险，保持健康的财务状况，并保证债务资金的安全和有效使用。

4.5.6　不相容岗位

货币资金业务的不相容岗位至少包括以下内容：（1）货币资金支付的审批和执行岗位分离；（2）货币资金的保管和收支账目的会计核算岗位分离；（3）货币资金的保管和盘点清查岗位分离；（4）货币资金的会计记录和审计监督岗位分离。

4.5.7　业务流程描述

（1）货币资金管理流程。

①流程图，见图4-45。

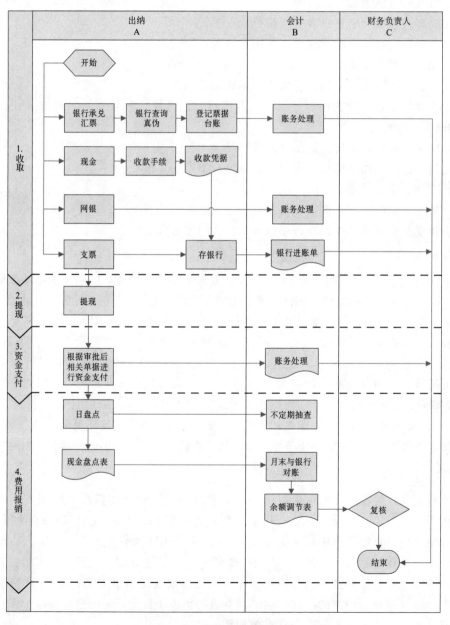

图4-45　货币资金管理流程

②流程节点简要说明，见表 4 - 49。

表 4 - 49　　　　　　　　　　　　　流程节点说明简表

节点	流程简要说明	输出文件
A1	财务科出纳收到银行（承兑）汇票，要及时到银行查询真伪，及时登记票据台账，把复印件交会计入账；收到现金，现场清点后放入保险柜，开具收款收据或签章留存交款清单，现金超过限额需及时存入银行；收到支票当日到银行存入；网银转账，及时核对，核对一致后交会计入账	相关单据
B1	财务科会计负责对出纳交来的单据进行复核并进行相应账务处理	相关单据
A2	出纳根据银行核定的备用金额度提取现金，填写现金支票，登记支票领用簿，经领导审批后提取现金；出纳提取现金后，及时将支票存根入账	提取备用金申请表、支票存根
A3	出纳根据审批通过的原始单据付款，重点审查审批程序是否完备，金额计算是否准确；付款后，原始单据及时交会计入账	票据
B3	财务科会计对出纳传递来的单据认真复核并进行相应账务处理	原始单据
A4	出纳每日盘点现金，做到日清月结，账实相符；月末根据实盘现金编制现金盘点表，如有差异，查明原因，及时处理	现金盘点表
B4	财务科会计不定期对出纳现金进行盘查，做到账实相符，月末编制银行余额调节表，与出纳账账核对，逐项清理未达账项	银行余额调节表
C4	财务负责人对会计编制的银行余额调节表进行核对	银行余额调节表

③关键流程节点的详细说明。

流程节点：A1、B1

控制活动名称：收取

说明：

出纳收到现金，及时登记入账；库存现金不得超过银行规定的库存限额，超过部分当日应及时送存银行。

出纳如果收到银行（承兑）汇票，要先到银行去查询票据真伪，核查准确后才能收下，并登记票据台账，保存好票据，到期后及时去银行承兑。

出纳收到支票，要及时到银行存入，相关进账单拿回后及时传递给会计进行账务处理。

流程节点：A3、B3

控制活动名称：资金支付

说明：

出纳严格按照医院内部的审批程序付款，根据不同类型的单据执行不同的审批程序；重点审查审批程序是否完备，金额计算是否准确，原始单据是否符合正规票据要求。

流程节点：A4

控制活动名称：盘点

说明：

每日盘点现金，超出库存限额及时送存银行，现金做到日清月结，保证账账相符、账款相符；财务科会计月末根据银行对账单逐笔核对，编制银行余额调节表，逐笔清理未达账项。

遵守财务部门现金管理制度，库存现金不得超过银行规定的库存限额，超过部分应及时送存银行；不得坐支现金，不得以"白条"抵充库存现金，不得随意挪用现金和严禁签发空白现金支票。

依据审批完备、手续齐全的记账凭证办理收（付）款业务；收（付）款现金钱款要当面点清。

（2）票据管理流程。

①流程图，见图4-46。

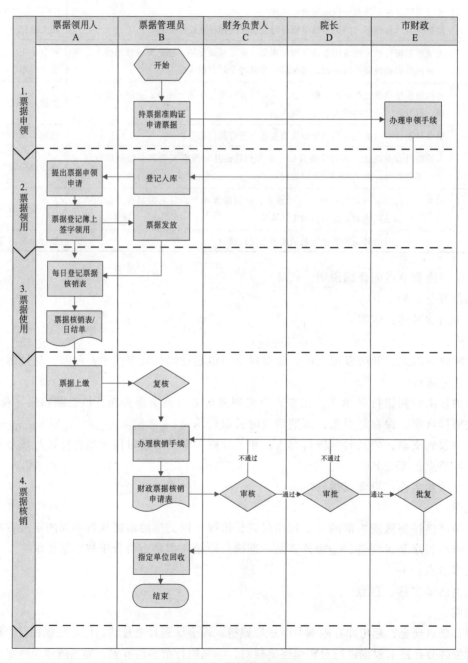

图4-46　票据管理流程

②流程节点简要说明，见表 4-50

表 4-50　　　　　　　　　　　　　　流程节点说明简表

节点	流程简要说明	输出文件
B1	票据管理员持票据准购证向财政局申领票据	票据准购证
E1	票据管理员在市财政局批准后办理票据申领手续	票据准购证
B2	票据管理员根据申领回的票据登记票据登记簿并入库	票据登记簿
A2	票据使用人提出票据申领，在票据登记簿上签字，领取票据	票据登记簿
B2	票据管理员根据签字领用数量发放票据	票据
A3	票据使用人使用完票据后，每日登记票据核销表	票据核销表/日结单
A4	票据使用人使用完票据后，及时上缴票据	票据
B4	票据管理员复核核销表/日结单与票据是否一致，并定期办理票据核销手续	财政票据领用及核销申请表
C4	财务科负责人对票据核销的真实性、合理性、合规性等方面进行审核	财政票据领用及核销申请表
D4	院长对票据核销的合规性进行审批	财政票据领用及核销申请表
E4	市财政局对票据核销进行审批	财政票据领用及核销申请表
B4	票据核销审批后，票据管理员定期把核销票据交至指定回收单位	财政票据销毁登记本

③关键流程节点的详细说明。

流程节点：B2、B3、B4

控制活动名称：票据管理

说明：

票据管理员负责票据的申领、登记、发放和票据核销等工作。

按票据性质设立"票据登记簿"；按时间发生顺序及时详细地记录票据的入库、发放、领用、核销情况；"票据登记簿"内容包括领用日期、数量、使用部门名称和领用人签章等信息。

对回收的发票和收据存根，做到认真审核，注意发票和收据号码的连续性，及时核对，做好销号记录，发现差错及时向财务科负责人汇报、及时处理。

对已使用的票据记账联逐一进行核销，核销中发现跳号、作废的票据应及时查明原因，检查相关手续是否符合规定；及时整理存根联，按规定保管。

定期或不定期盘点检查票据领用存情况；如发现票据丢失、毁损的情况，应及时查明原因，按规定的程序和权限先报批再核销，未经批准不得擅自冲销或处理。

定期对已领用而未核销的发票和收据进行追踪询查核对；每年年末对已领用而未核销的票据进行全面追踪检查，并将检查结果形成书面报告报财务科负责人审阅。

凡需要查看或复印已使用票据的存根或记账联的单位或个人，应出具相应证明，经财务科负责人同意，方可办理并做好登记工作。

人员变动时，应在财务科负责人监督下办好票据移交工作。

4.5.8 风险控制矩阵（见表4－51）

表4－51 风险控制矩阵

编号	子流程	风险点	风险点描述	控制措施	责任主体	文件依据
4.5.8.1	货币资金管理流程	未归口管理风险；未设置不相容岗位；现金盘点不及时	（1）货币资金未实行归口管理，可能导致账外设账，私存小金库； （2）未实现不相容岗位相互分离，出纳人员既办理资金支付又经管账务处理，由一个人保管支付款项所需的全部印章，可能导致货币资金被贪污挪用的风险； （3）货币资金的核算控制不严，未建立定期、不定期抽查核对库存现金和银行存款余额的制度，可能导致货币资金被贪污挪用的风险； （4）未按照有关规定加强银行账户管理，出租、出借账户，可能导致单位违法违规或者利益受损的风险	（1）货币资金的支付、保管由出纳负责，出纳按照严格的审批程序和复核程序支付资金； （2）按照内部控制的要求，出纳人员不得兼任稽核、会计档案保管和收入、支付、费用、债权债务账目的登记工作；出纳仅负责货币资金业务中收入与支付的工作，除此之外的审批、复核等均不得由出纳人员负责； （3）库存现金至少于月末清查盘点一次，盘点时由财务科负责人指定会计人员对现金进行盘点并与现金日记账核对；银行存款每月与银行对账单进行核对，核对工作由财务科负责人指定出纳以外的会计人员执行； （4）财务科根据工作需要，提出开立（变更、撤销）银行账户的书面申请，由财务科负责人审核后，报分管院长和院长审批	财务科出纳、财务科会计、财务科负责人	《医院货币资金管理制度》
4.5.8.2	票据管理流程	未建立票据管理制度，票据申领、使用、核销未按程序严格执行	（1）未建立健全票据管理程序和责任制度，对各类票据的申领、启用、核销、销毁缺乏明确的规定，未建立票据管理台账，可能导致票据管理混乱； （2）未设置专人对票据进行登记管理，可能导致票据丢失、相关人员发生错误或舞弊的风险，造成资金损失	（1）收费科票据管理员负责票据的购买、登记、发放和票据核销等工作，对回收的发票和收据存根，做到认真审核，注意发票和收据号码的连续性，及时核对，做好销号记录； （2）票据管理员定期或不定期盘点检查票据领用存情况，定期对已领用而未核销的发票和收据进行追踪询查核对	票据管理员	《医院票据管理制度》《医院外部票据管理制度》

4.6 固定资产管理流程

4.6.1 概述

（1）固定资产的概念。固定资产是指使用年限在一年及以上，一般设备单位价值在

1000 元及以上，专用设备在 1500 元以上（另有特殊规定的除外），在使用过程中基本保持原有实物形态的资产；单位价值虽未达到规定标准，但耐用时间在一年以上的大批同类物资，也应作为固定资产管理。医院固定资产主要包括：专用设备、一般设备、交通工具、房屋建筑物、图书、其他固定资产等。

（2）固定资产的管理要求。固定资产管理的主要内容包括：固定资产配置、固定资产使用、固定资产处置、固定资产评估、产权界定、产权纠纷调处、产权登记、固定资产清查、固定资产统计报告和监督检查等；医院最重要的是固定资产配置、固定资产使用和固定资产处置三个环节。

①固定资产配置。严格按照配置标准配置。对有明确配备标准的固定资产，应当严格按照标准进行配备；对没有规定配备标准的固定资产，应当从实际需要出发，从严控制，合理配备。

②固定资产使用。落实使用保管责任。坚持谁使用、谁保管、谁负责的原则，建立健全固定资产使用管理制度，规范固定资产使用行为，落实使用责任，对所占有、使用的固定资产应当定期清查盘点，定期对账，做到家底清楚，账、卡、实相符，防止国有资产流失。

③固定资产处置。固定资产处置由资产管理部门会同财务、技术部门审核鉴定，提出意见，按审批权限报送审批；固定资产处置应当按照公开、公正、公平的原则进行；资产的出售与置换应当采取拍卖、招投标、协议转让及国家法律、法规规定的其他方式进行，处置的变价收入和残值收入，按照医院管理的规定，实行"收支两条线"管理；出售、出让、转让、变卖资产数量较多或者价值较高的，应当通过规定的处置平台，采用拍卖等市场竞价方式公开处置。

4.6.2　主要业务范围

固定资产控制主要明确了医院固定资产管理流程的各个节点、岗位分工、管控要求，并对流程节点进行详细说明；同时，对固定资产购置、固定资产验收入库、固定资产报废处置、固定资产调拨、固定资产清查的流程节点、岗位分工、管控要求进行了规范。

4.6.3　涉及的部门（岗位）及职责

（1）使用科室。

①负责建立本科室固定资产账卡登记管理，负责本科室固定资产验收、出入库、维护、保管、报废报损等日常管理。

②负责做好本科室固定资产清查、统计以及日常监督检查工作。

③负责提出本科室固定资产年度购置计划及需求。

（2）归口职能科室（信息科、器械科、总务科、安保科）。

①负责组织归口管理范围内固定资产年度采购计划，组织、参与可行性论证与效益分析。

②负责按照政府采购相关规定配合招标办、采购办实施招标采购活动。

③负责归口管理范围内的资产清查、维护和统计工作。

④负责根据使用科室的申请，组织资产报废、报损的技术鉴定并提出处理意见。

⑤负责检查、指导使用科室的资产管理情况。

（3）资产管理科。

①负责根据《行政事业单位国有资产管理暂行办法》《医院会计制度》等有关规定，制定并组织实施本单位的资产管理办法。

②负责全院资产的二级明细账及固定资产、无形资产电子卡片管理；加强资产档案的归

档和管理。

③负责全院的资产清查、登记、统计报告及日常监督检查工作，做到账账相符、账实相符。

④严格按照国有资产处置管理办法，办理资产的调拨、转让、报损、报废等报、批手续。

⑤参与医院资产配置论证验收入库工作。

⑥建立医院资产管理网络，实现资产业务垂直管理，建立科室资产管理考核评价制度。

（4）财务科。

①负责全院固定资产的财务监督和会计核算工作，设置固定资产总分类账，确保固定资产总账与明细账相一致。

②负责会同资产管理办公室对有关资产的处置情况进行上报，并根据上级部门审核结果进行账务处理。

（5）审计科。

①负责对医疗器械维修等事项开展审计活动。

②负责对固定资产报废处置事项进行审计，出具审计意见。

（6）分管院长/院长/院长办公会。按照相关的审批权限规定，对固定资产预算、固定资产购置、固定资产调剂调拨、固定资产处置等事项进行审核或审批。

4.6.4 主要风险

固定资产管理业务主要风险有：

（1）固定资产配置不规范。资产配置未经全面分析，不符合医院资产状况和实际需求，超标配置，决策不科学，未经恰当审批和审核，导致取得和配置违规违法。

（2）固定资产采购没有履行应有的请购手续，未经恰当审批，采购方法不符合国家有关规定。

（3）固定资产取得验收程序不规范，可能导致资产质量不符要求，进而影响资产运行效果；登记内容不完整，可能导致资产流失、资产信息失真、账实不符。

（4）固定资产缺乏内部调剂，导致资产长期闲置，造成资产使用价值下降、资源浪费；或者资产调拨缺乏必要审批，导致资产管理混乱，无法保证资产的安全性和完整性。

（5）固定资产因保管不当，操作不当引起的被盗、毁损、事故等；办理资产移交后，未及时编制资产目录、建立资产卡片和登记簿，导致不能及时调用或查阅资产信息，不能合理配置资源。

（6）固定资产的日常使用缺乏维修和保养，或者维修、保养不及时，影响资产的正常使用，缩短资产的使用寿命；对使用、维修缺乏审核控制，导致资金管理舞弊和不恰当修理造成固定资产功能损失。

（7）未经恰当审批擅自出租出借或借入资产，或者在进行处置资产时未经过可行性论证，无法保证资产的安全性、完整性和收益性。

（8）未建立固定资产定期清查盘点制度，可能导致固定资产丢失、毁损，造成账实不符或资产贬值严重；盘盈盘亏未能及时处理，未能及时明确责任，造成责任不清，不能及时弥补管理漏洞。

（9）资产处置方式不恰当，导致资产估价过低，资产处置程序不合规，没有严格执行审核审批程序，造成国有资产利用率低甚至导致资产流失。

4.6.5 控制目标

基本目标：保证资产的安全完整，避免资产的浪费，提高使用效率。

具体如下：（1）固定资产的配置应当依据充分合理，符合国家规定的资产配置标准，决策和审批符合程序规定；（2）坚持谁使用、谁保管、谁负责的原则；规范国有资产使用行为，落实使用责任，对所占有、使用的国有资产应当定期清查盘点，定期对账，做到家底清楚，账、卡、实相符，防止国有资产流失，保证资产安全完整；（3）通过内部调剂、出租、出借等，合理配置和有效利用闲置资产，避免固定资产闲置或浪费，促进固定资产使用效率的提高；（4）固定资产核算、处置等会计处理方法应当符合国家统一会计制度的规定，对固定资产实施定期盘点，财务和固定资产管理部门实行定期对账，确保账实相符、账账相符。

4.6.6 不相容岗位

固定资产业务的不相容岗位至少包括以下内容：（1）固定资产的购置与审批；（2）固定资产的使用与处置；（3）固定资产的管理与使用；（4）固定资产的处置与审批。

4.6.7 业务流程描述

（1）固定资产购置审批流程。

①流程图，见图4－47。

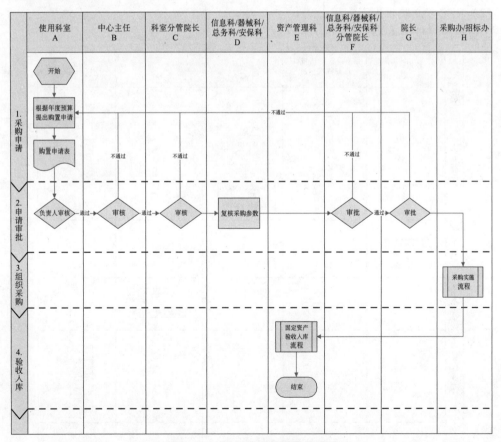

图 4－47 固定资产购置审批流程

②流程节点简要说明，见图 4－52。

表 4－52 流程节点说明简表

节点	流程简要说明	输出文件
A1、A2	使用科室资产管理员根据年度预算，提出固定资产购置申请，并经本科室负责人审核签字	购置申请表
B2	各中心主任对各科室提报的固定资产购置申请进行审核，重点审核其合理、必要性	购置申请表
C2	科室分管院长对固定资产购置的必要性、合理性以及效益性进行审核	购置申请表
D2	相关职能科室对固定资产购置申请相关参数进行审核	购置申请表
F2	相关职能科室分管院长对资产购置申请进行审批	购置申请表
G2	院长对固定资产购置申请进行审批	购置申请表
H3	采购部门依据经过审批通过的购置方案及参数按照采购程序实施采购	验收报告/单
E4	资产管理科固定资产管理员根据验收单或验收报告办理固定资产的入库、出库手续	入/出库单

③关键流程节点的详细说明。

流程节点：A2、B2、C2、D2、F2、G2

控制活动名称：申请审批

说明：

使用科室根据业务需要提出固定资产购置申请，同时提供效益分析论证报告，并对固定资产的性能、技术参数做出明确详细的要求。

归口职能部门负责对各科室提请的资产购置需求，充分考虑功能定位、业务发展、学科建设等相关因素进行审核。

（2）固定资产验收入库流程。

①流程图，见图 4－48。

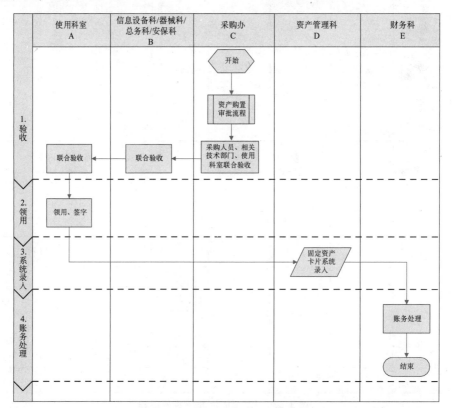

图 4－48 固定资产验收入库流程

②流程节点简要说明，见表 4 - 53。

表 4 - 53　　　　　　　　　　　　　　　流程节点说明简表

节点	流程简要说明	输出文件
D1	采购部门依据经过审批通过的固定资产购置方案及参数按照采购程序实施采购；实施采购完毕，采购部门组织联合验收	验收单/验收报告
C1	资产管理科重点验收固定资产的是否与请购单是否相符	验收单/验收报告
B1	相关职能科室重点验收固定资产的有关技术指标是否达到合同规定的要求	验收单/验收报告
A1	使用科室重点验收设备是否正常运转，能否达到使用要求	验收单/验收报告
A2	验收完毕，使用科室签字领用	
C3	资产管理科固定资产管理员录入固定资产卡片	固定资产卡片
E4	所有相关单据转至财务科进行账务处理	

③关键流程节点的详细说明。

流程节点：D1、C1、B1、A1

控制活动名称：验收

说明：

固定资产的验收由相关归口管理科室、使用科室和采购人员共同验收。

验收应填写验收单，验收单应包括所收物品或设备的名称、数量，规格型号，出厂日期，制造单位，包括附属设备和技术参数等内容。

验收时，应关注与采购合同、采购订单的一致性。

资产管理科负责根据货物发票、验收单、中标通知书、销售合同等办理资产入库手续。

固定资产实行资产标签管理，资产管理科办理入库后生成固定资产条码并贴于资产显著位置，便于以后检查核对。

固定资产一经验收，使用科室即可签字领用。

流程节点：E4

控制活动名称：账务处理

说明：

资产管理科负责固定资产信息系统录入与信息变更，财务科负责固定资产总分类账的登记，两者应定期与不定期进行对账，以保证资产记录准确、完整。

流程节点：C3

控制活动名称：固定资产的日常管理

说明：

医院固定资产日常管理实行院、科两级管理体制，固定资产管理科负责全院固定资产的管理，各科室负责本科室固定资产的管理，科室负责人是本科室固定资产的责任人。

医院建立健全固定资产保管和保养制度，归口管理科室协同各使用科室切实做好防火、防盗、防爆、防潮、防尘、防锈、防蛀等工作。

归口管理科室对大型、精密、贵重及易发生安全事故的仪器设备，要制定具体操作规程，并指定专人负责技术指导和安全教育工作，经常对使用人员进行技术培训和安全教育。定期做好检测、校验、保养工作，确保精度和性能完好，防止事故发生。

固定资产需要维修的，由使用科室提出申请，归口管理科室组织相关专业人员进行实地检查，确定维修方案后报分管院长或院长审批，方可实施维修。对不能修复的固定资产应及时阻止办理报废处置手续。归口管理科室应将固定资产有关维修内容如实记录维修档案。

购置大型、贵重仪器设备以及基本建设过程中形成的各类文件资料应及时收集、整理、归档，妥善保管。

医院固定资产一般不得对外出租、出借，确需出租、出借的，应按规定报上级部门审批备案。

因科室负责人调岗、离岗，需要更换固定资产责任人时，须报固定资产管理科并在其监督下，办理固定资产交接手续。

科室未经允许，不得自行借入医疗设备。

（3）固定资产调拨流程。

①流程图，见图4-49。

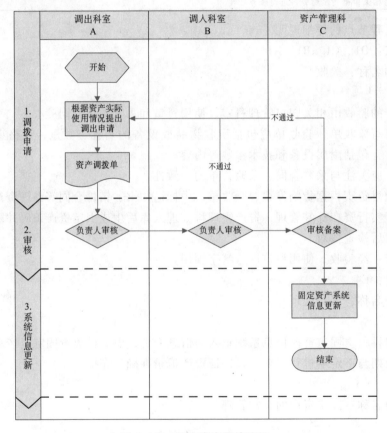

图4-49　固定资产调拨流程

②流程节点简要说明，见表4-54。

表4-54　　　　　　　　　　　　　　流程节点说明简表

节点	流程简要说明	输出文件
A1、A2	调出科室资产管理员根据资产实际使用情况提出调出申请，在资产管理系统内开具资产调拨单；报科室负责人审核	资产调拨单
B2	调入科室负责人对资产调拨事项必要性进审核	资产调拨单
C2	资产管理科对资产调拨事项进行审批备案	资产调拨单
C3	资产管理科根据资产调拨情况进行固定资产系统更新	

③关键流程节点的详细说明。

流程节点：A1、A2、B2、C2

控制活动名称：固定资产调拨流程

说明：

医院任何科室和个人不得随意变动和转移固定资产。

因科室撤销、合并、分立、隶属关系改变等原因或资产闲置、剩余需要转移调整固定资产时，必须由调出科室提出申请，经调入科室同意认可，再由资产管理科批准后方可转移资产。

资产管理科有权对科室闲置的资产进行统筹安排，调剂到其他需要使用的科室。

资产管理科定期汇总变动记录，归档保管。

（4）固定资产清查流程。

①流程图，见图 4 – 50。

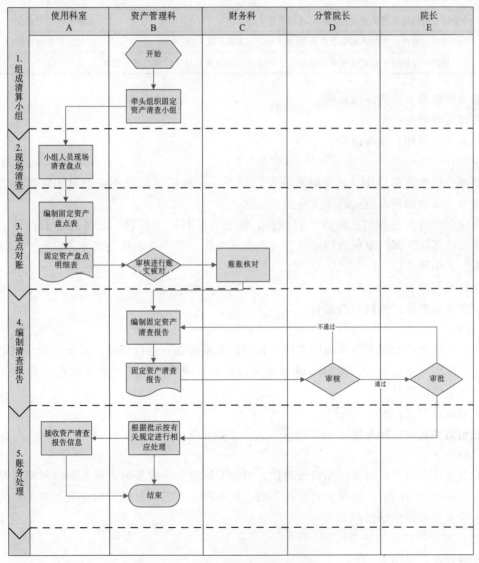

图 4 – 50　固定资产清查流程

②流程节点简要说明，见表 4 – 55。

表 4 – 55 流程节点说明简表

节点	流程简要说明	输出文件
B1	由资产管理科负责人牵头成立固定资产清查小组，小组成员由本科室资产管理会计、财务科及相关科室派员组成	
A2	清查小组具体负责固定资产实物清查事宜，对固定资产进行现场查点	
A3	清点完毕，编制固定资产盘点明细表	固定资产盘点明细表
B3	资产管理科进行账实核对	固定资产盘点明细表
C3	资产管理会计根据核对后的固定资产明细账，与财务科资产核算会计进行账账核对	固定资产盘点明细表
B4	通过账实、账账核对，资产管理员对盘盈盘亏固定资产做进一步核实，查明原因，进而编制固定资产清查报告	固定资产清查报告
D4	分管院长对固定资产清查报告的内容进行审核	固定资产清查报告
E4	院长对固定资产清查的内容以及差异的原因及处理方式审批	固定资产清查报告
B5	资产管理科按照财务规定及相关审批结果，对固定资产盘点差异进行相应账务处理	

③关键流程节点的详细说明。

关键流程节点：A2

控制活动名称：现场清查

说明：

按照上级主管部门及《医院财务制度》的要求，医院定期或不定期对固定资产进行实地清查盘点。全面清查盘点每年度应至少一次。

固定资产清查盘点建立由资产管理科、信息设备科、器械科、总务科、安保科、财务科、审计科等相关部门组成的固定资产清查盘点小组，资产管理科是实施固定资产清查盘点的牵头、组织科室。

关键流程节点：B4、D4、E4

控制活动名称：编制清查报告

说明：

根据现场查点的固定资产与固定资产管理信息系统逐一进行核对，对盘盈盘亏固定资产做进一步核实，查明原因，最后形成书面清查报告，阐明固定资产清查情况及初步处理意见，并呈报医院领导审批。

关键流程节点：B5

控制活动名称：账务处理

说明：

对盘盈固定资产按同类同期价值增加，对盘亏固定资产应及时查明原因、说明情况、分清责任，逐级分管院长、院长。对使用不当、损坏严重不宜修复的、因保管不善丢失的，由责任人或科室按原值赔偿。

（5）固定资产报废处置流程。

①流程图，见图 4 – 51。

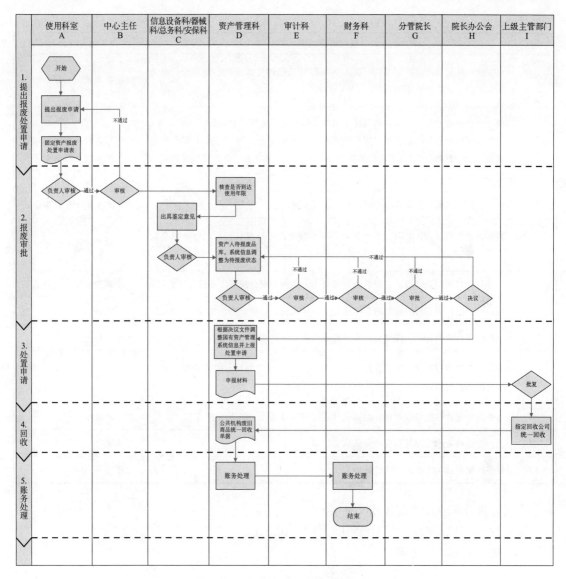

图 4 – 51 固定资产报废处置流程

②流程节点简要说明, 见表 4 – 56。

表 4 – 56   流程节点说明简表

节点	流程简要说明	输出文件
A1	固定资产确实无法继续使用的, 由使用科室提出固定资产报废申请, 填制"固定资产报废处置申请表"	固定资产报废处置申请表
A2	使用科室负责人对固定资产报废的真实性、必要性、合理性等方面进行审核	固定资产报废处置申请表
B2	中心主任对固定资产报废的真实性、必要性进行审核	固定资产报废处置申请表
D2	资产管理科核查拟报废的固定资产是否达到使用年限	固定资产报废处置申请表

续表

节点	流程简要说明	输出文件
C2	根据使用科室提出的报废申请，相关职能部门工程师出具审查鉴定意见，相关职能部门负责人审核签字	固定资产报废处置申请表
D2	资产管理科资产管理员通知使用科室把需要报废的固定资产运到指定的废品库；资产管理科依据审批通过的"固定资产报废处置申请表"与"待报废资产回收交接表"，对固定资产台账进行调账处理，调入待报废状态；资产管理科负责人对其合规性审核	待固定资产报废处置申请表、报废资产回收交接表
E2	审计科对固定资产报废情况进行审核，出具意见	固定资产报废处置申请表
F2	财务科资产核算会计对固定资产名称、型号及金额进行复核，并由财务科负责人审核签字	固定资产报废处置申请表
G2	分管院长对固定资产报废是否符合有关规定，是否合理合规等方面进行审批	固定资产报废处置申请表
H2	院长办公会对固定资产报废的合规性进行集体决议，并形成决议文件	决议文件
D3	资产管理科根据决议文件调整国有资产管理系统并将报废申报材料上报卫计委	申报材料
I3、I4	卫计委对固定资产报废申请进行批复，处置资产由指定的具有相关资质的回收公司统一进行回收	
D4	相关报废资产转至回收公司，取得公共机构废旧商品统一回收单据	统一回收单
D5	资产管理科资产管理员将资产台账信息注销	相关单据
F5	财务科根据相关单据进行账务处理	记账凭证

③关键流程节点的详细说明。

流程节点：A2、B2、C2、D2、E2、F2、G2、H2

控制活动名称：报废审批

说明：

固定资产符合下列条件之一的，可申请报废：已达到国家或省、市规定使用年限，继续使用不经济或性能指标达不到标准的资产；因使用过长，自然老化不能修复，经技术鉴定已丧失使用价值的资产；因技术落后无改造价值，零部件损坏无修理价值的资产；依据国家有关规定需要强制报废的其他资产。

固定资产报废程序：在科室内部讨论的基础上提出报废处置申请；归口管理科室组织鉴定，出具鉴定意见，形成鉴定结论；审计科、财务科应负责进行审核，报废资产原则上应为折旧计提完毕的资产；经鉴定符合报废条件的资产，由分管院长提交院长办公会集体决议通过后，由资产管理科向上级主管部门申报材料。

流程节点：D3

控制活动名称：处置申请

说明：

医院应严格遵守《××市财政局市级行政事业国有资产处置管理办法》（青财资〔2013〕70 号）相关规定，按照审批权限分别报市卫计委、市财政审批。

待处置报废资产是国有资产的一部分，任何科室、个人不得擅自处理。对批准报废的医疗设备、通用设备及其他固定资产，移交前必须保证仪器设备及配套部件的完整，如发现擅自拆卸部件的，要按规定进行赔偿。

流程节点：D5、F5

控制活动名称：账务处理

说明：

处置固定资产的收入应及时、足额上缴医院财务，按有关规定统一管理使用。任何科室和个人不得截留挪用。

4.6.8 风险控制矩阵（见表 4－57）

表 4－57　　　　　　　　　　　　　　　　风险控制矩阵

编号	子流程	风险点	风险点描述	控制措施	责任主体	文件依据
4.6.8.1	固定资产购置审批流程	固定资产购置不符合标准；购置未经论证；未经恰当审批	（1）固定资产的购置申请不符合医院资产配置标准以及医院的预算要求，容易导致资产配置超标或者预算失效；（2）固定资产购置没有经过可行性研究分析，容易导致购置的固定资产与实际工作脱节，不能发挥应有的效益；（3）固定资产购置没有得到适当的审批，容易导致资产购置不合规或存在资产购置混乱现象	（1）归口职能科室负责在购置标准、技术参数等方面进行审核；（2）使用科室提出固定资产购置申请，并负责对固定资产的性能、技术参数做出明确详细的解释，固定资产购置需要详细的可行性分析论证报告；（3）固定资产购置计划经归口职能科室把关、院领导审批后，由采购办、招标办组织实施采购	使用科室、归口职能科室、财务科、分管院长、院长	《医院固定资产管理制度》
4.6.8.2	固定资产验收入库流程	验收入库不规范导致资产性能不能满足需求，质量存在瑕疵	验收程序不规范，可能导致资产质量不符合要求，进而影响资产运行效果；登记内容不完整，可能导致资产流失、资产信息失真、账实不符	建立严格的固定资产交付使用验收制度，确保固定资产数量、质量等符合使用要求；固定资产交付使用的验收工作由资产管理科、采购部门、其他职能科室及使用科室共同实施	使用科室、归口职能科室、资产管理科、采购办、招标办	《医院固定资产管理制度》

续表

编号	子流程	风险点	风险点描述	控制措施	责任主体	文件依据
4.6.8.3	固定资产清查流程	固定资产日常保管不善风险	固定资产因保管不善、操作不当可能引起被盗、毁损、事故等；固定资产失修或维护过剩，可能造成资产使用效率低下、资源浪费；资产长期闲置可能造成毁损，失去使用价值	（1）医院固定资产日常管理实行院、科两级管理体制，资产管理科负责全院固定资产的管理，各科室负责本科室固定资产的管理，科室负责人是本科室固定资产的责任人；（2）医院建立健全固定资产保管和保养制度，归口管理科室协同各使用科室切实做好防火、防盗、防爆、防潮、防尘、防锈、防蛀等工作；（3）归口管理科室对大型、精密、贵重及易发生安全事故的仪器设备，要制定具体操作规程，并指定专人负责技术指导和安全教育工作，经常对使用人员进行技术培训和安全教育。定期做好检测、校验、保养工作，确保精度和性能完好，防止事故发生；（4）资产管理科有权对科室闲置的资产进行统筹安排，调剂到其他需要使用的科室	使用科室、归口职能科室、资产管理科、	《医院固定资产管理制度》
4.6.8.4	固定资产清查流程	固定资产未按时清查盘点风险	没有建立固定资产定期清查盘点制度，可能导致固定资产丢失、毁损，造成账实不符或资产贬值严重；盘盈盘亏未能及时处理，未能及时明确责任，造成责任不清，不能及时弥补管理漏洞	建立健全固定资产定期盘点制度；定期对固定资产进行盘点，并分析差异原因，及时做出处理	使用科室、资产管理科、财务科、审计科	《医院固定资产管理制度》
4.6.8.5	固定资产报废处置流程	报废处置未经论证评估；处置方案未经恰当审批	（1）不需用的固定资产不能及时处置，导致账面挂账资产与实际资产不符；（2）固定资产处置方案未经有效审批，可能造成固定资产处置行为不合法、不合规或者存在舞弊现象	（1）归口职能科室负责组织专业技术人员对需报废的固定资产进行技术鉴定，出具审查鉴定意见，并报鉴定小组鉴定审核；（2）审计科负责组织出具审计报告，资产管理科负责按照有关规定，在固有资产管理信息系统打印出相关报表，经院长签字后上报上级主管政府部门审批	使用科室、归口职能科室、财务科、分管院长、院长	《医院固定资产管理制度》

4.7　无形资产管理流程

4.7.1　概述

无形资产是指医院为开展医疗服务等活动或为管理目的而持有的，没有实物形态但能为医院提供某种权利的非货币性长期资产，包括：专利权、非专利技术、商标权、著作权、土地使用权、医院购入的不构成相关硬件但不可缺少组成部分的应用软件及其他财产权利等。

购入的无形资产按照实际支付的价款计价；自行开发并依法申请取得的无形资产，按依法取得时发生的注册费、聘请律师费等支出计价；接受捐赠的无形资产，按捐赠方提供的资料或同类无形资产估价计价；商誉除合作外，不得作价入账。

无形资产管理内部控制主要包括资产的取得、使用、保管、报废和处置等环节，通过不相容职务分离、授权审批财产清查、会计控制等手段加以控制，确保资产的安全、完整，充分发挥资产的作用，提高资产利用率和使用率。

医院土地使用权、购入的不构成相关硬件但不可缺少组成部分的应用软件及其他财产权利，如财务软件、医院信息化管理系统等，均按无形资产进行管理。

4.7.2　主要业务范围

无形资产控制主要明确了医院无形资产管理流程的各个节点、岗位分工、管控要求，并对流程节点进行详细说明；同时，对无形资产购置、无形资产处置的流程节点、岗位分工、管控要求进行了规范。

4.7.3　涉及的部门（岗位）及职责

（1）信息设备科。

①复核采购软件类无形资产的采购参数，参与资产配置论证工作。

②对拟处置无形资产提出处置意见。

③定期对无形资产安全、适用性进行检查。

④负责组织使用科室及采购部门对即将运营使用的无形资产进行性能及相关技术方面的验收，验收合格，出具验收报告。

（2）财务科。

①对无形资产进行会计核算。

②监督、指导信息设备科对无形资产的管理。

（3）审计科。对拟处置的无形资产进行审计。

（4）资产管理科。

①负责全院的资产管理工作，负责制定并组织实施本单位的国有资产管理具体办法。

②负责全院资产的二级明细账及固定资产、无形资产电子卡片管理；加强资产档案的归档和管理工作。

③负责全院的资产清查、登记、统计报告及日常监督检查工作，做到账账相符、账实

相符。

④严格按照国有资产处置管理办法，办理资产的调拨、转让、报损、报废等报批手续。

⑤根据资产管理需要，建立资产管理员岗位责任制，明确岗位和职责范围。

（5）业务科室。负责对软件类无形资产提出购置申请及处置申请及处置意见。

（6）分管院长、院长。负责依据管理制度对无形资产购置及处置在相应授权内作出审核审批。

（7）院长办公会负责对无形资产的处置事项进行集体决议。

4.7.4　主要风险

无形资产业务主要风险有：

（1）无形资产购置没有经过可行性研究分析，容易导致购置的无形资产与实际工作脱节，不能发挥应有的效益。

（2）无形资产购置没有得到适当的审批，容易导致资产购置不合规或存在资产购置混乱现象。

（3）验收程序不规范，可能导致无形资产质量不符合要求，从而影响无形资产运行效果。

（4）缺乏严格的保密制度，保密工作不到位，可能造成单位无形资产被盗用无形资产中的商业机密泄露。

（5）未及时对无形资产的使用情况进行检查、评估，导致内含的技术未能及时升级换代，单位无形资产面临贬值的风险。

（6）无形资产处置不规范，处置价格不合理，不符合法律法规，可能导致单位资损失，甚至引起法律纠纷。

（7）无形资产处置方案未经有效审批，可能造成无形资产处置行为不合法、不合规或者存在舞弊现象。

4.7.5　控制目标

（1）资产管理岗位和归口管理岗位设置合理，岗位职责明确，不相容岗位相互分离，建立了无形资产授权审批制度，确保无形资产安全。

（2）无形资产投资项目经过周密系统的分析和研究，编制无形资产投资预算集体决策和审批，确保无形资产投资科学、合理，防止决策失误。

（3）选择合理的无形资产取得方式，建立相应的审批制度，规范取得过程；针对不同的方式，加强验收管理，确保无形资产符合使用要求。

（4）加强无形资产权益保护，规范无形资产日常保全管理，妥善保管相关文料，做好保密管理工作，确保无形资产的安全和完整；加强无形资产定期评估和及时更新，合理止损，推动自主创新和技术升级。

（5）无形资产处置合法合规，处置方式合理，处置价格经过恰当评估，确保资产处置合规合法，防止国有资产流失。

（6）根据无形资产的特性，按照国家相关规定，做好无形资产会计核算工作，正确计算无形资产的成本，合理摊销，保证无形资产账目真实、准确和完整。

4.7.6 不相容岗位

无形资产业务的不相容岗位至少包括以下内容：（1）无形资产的购置与审批；（2）无形资产的使用与处置；（3）无形资产的管理与使用；（4）无形资产的处置与审批。

4.7.7 业务流程描述

（1）无形资产购置审批流程。

①流程图，见图 4-52。

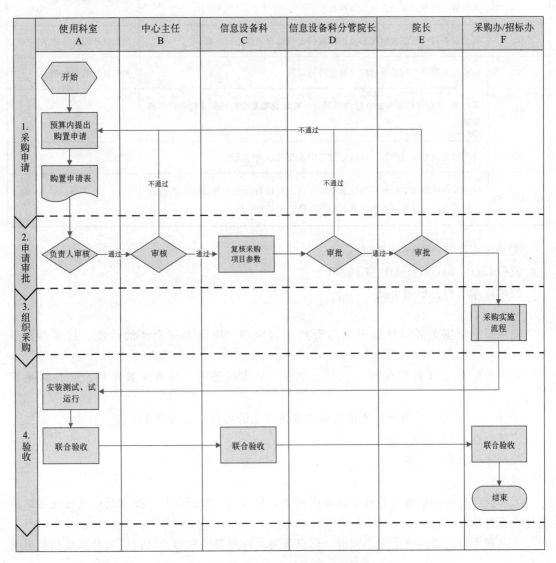

图 4-52　无形资产购置审批流程

②流程节点简要说明，见表 4-58。

表 4 – 58   流程节点说明简表

节点	流程简要说明	输出文件
A1、A2	根据业务需要及预算，使用科室经办人提出无形资产的购置申请，填写"无形资产购置申请表"，科室负责人审核签字	无形资产购置申请表
A2	中心主任对无形资产购置的必要性、可行性进行审核	无形资产购置申请表
B2	信息设备科复核采购项目的参数；对无形资产的购置方案、相关法律文件及性能、技术含量等方面进行审核	无形资产购置申请表
C2	信息设备科分管院长对无形资产购置的合理性合规性进行审核	无形资产购置申请表
D2	院长对无形资产购置申请的合规性进行审批	无形资产购置申请表
E2	采购办/招标办依据审批通过的无形资产购置方案及参数按照采购程序实施采购	
F3	使用科室负责安装测试，试运行过程中发现问题及时反馈	反馈单
A4、C4、F4	信息设备科负责组织使用科室及采购部门，对即将运营使用的无形资产进行性能及相关技术方面的验收，验收合格，出具验收报告	验收报告

③关键流程节点的详细说明。

流程节点：B1、C1、D1、E1、F1

控制活动名称：申请审批

说明：

使用科室根据业务需要提出无形资产购置申请，明确无形资产的性能、技术参数等要求。

购置申请依次经科室负责人、中心主任、信息设备科、分管院长审核、院长审批后执行。

10 万元以上的无形资产，使用科室需提供详细的可行性分析论证报告。

流程节点：A4、C4、F4

控制活动名称：验收

说明：

无形资产验收由信息设备科组织使用科室采购部门，按照合同、技术交底文件规定的验收标准进行验收。

在办理无形资产验收手续的同时，信息设备科应完整的取得产品说明书及其他相关说明资料。

（2）无形资产处置审批流程。

①流程图，见图 4 – 53。

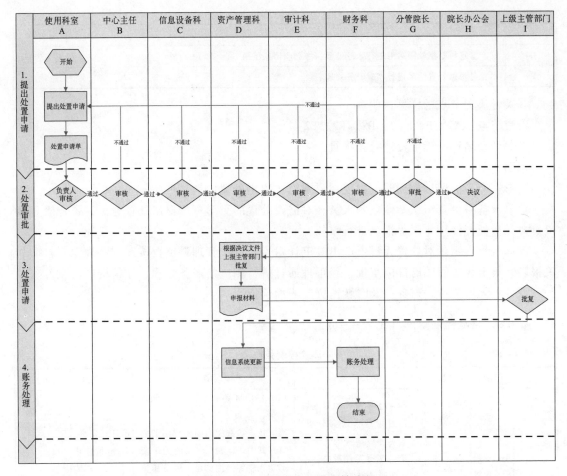

图 4 - 53　无形资产处置审批流程

②流程节点简要说明，见表 4 - 59。

表 4 - 59　　　　　　　　　　　　　　流程节点说明简表

节点	流程简要说明	输出文件
A1	无形资产确实无法继续使用的，由使用科室提出无形资产处置申请，填制"处置申请单"，由科室负责人审核确认签字	处置申请单
A2	科室负责人对无形资产处置的必要性、合理性进行审核	处置申请单
B2	中心主任对无形资产处置的必要性、合理性进行审核	处置申请单
C2	信息设备科对无形资产的处置申请进行审核鉴定	处置申请单
D2	资产管理科对无形资产的处置申请进行审核	处置申请单
E2	审计科组织对无形资产的处置出具审计意见	处置申请单
F2	财务科对无形资产的处置的合规性进行审核	处置申请单
G2	分管院长对无形资产处置的合理性合规性进行审核	处置申请单
H2	院长办公会对无形资产处置的必要性、合理性、合规性进行集体决议后，形成决议文件	决议文件
D3	资产管理科将待处置无形资产报上级主管部门审批	处置报告单

续表

节点	流程简要说明	输出文件
D4	资产管理科根据处置结果进行账务处理，将资产信息注销	处置报告单
F4	财务科根据处置结果进行相应账务处理	记账凭证

③关键流程节点的详细说明。

流程节点：A2、B2、C2、D2、E2、F2

控制活动名称：无形资产处置审批

说明：

无形资产不能继续使用时，由使用科室据实提出处置申请。

信息设备科负责组织专业技术人员，对需要处置的无形资产提出处置意见，资产管理科负责对无形资产使用年限等情况进行审核。

审计科负责组织对处置无形资产出具审计意见，资产管理科负责按照有关规定，打印相关报表，报上级主管政府部门审批，经审批通过进行相应的账务处理，注销资产信息。

拟处置无形资产，财务科及时转销资产账面价值。

4.7.8 风险控制矩阵（见表4－60）

表4－60　　　　　　　　　　　　风险控制矩阵

编号	子流程	风险点	风险点描述	控制措施	责任主体	文件依据
4.7.8.1	无形资产购置审批流程	无形资产购置风险	（1）无形资产购置没有经过可行性研究分析，容易导致购置的无形资产与实际工作脱节，不能发挥应有的效益；（2）无形资产购置没有得到适当的审批，容易导致资产购置不合规或存在资产购置混乱现象	（1）使用科室提出无形资产购置申请，并负责对无形资产的性能、技术参数做出明确详细的解释，其中10万元以上的无形资产购置需要详细的可行性分析论证报告；（2）无形资产购置经科室负责人、中心主任、信息设备科、分管院长审核、院长审批后报采购部门实施采购	信息设备科、财务科、审计科、采购办、招标办、分管院长、院长	
4.7.8.2	无形资产购置审批流程	无形资产验收风险	验收程序不规范，可能导致无形资产质量不符合要求，从而影响无形资产运行效果	无形资产验收由信息设备科会同使用科室按照合同、技术交底文件规定的验收标准进行验收，并完整的取得产品说明书及其他相关说明资料	信息设备科、财务科、审计科、采购办、招标办、分管院长、院长	
4.7.8.3	无形资产处置审批流程	无形资产处置风险	（1）不需用的无形资产不能及时处置，导致账面挂账资产与实际运营资产不符；（2）无形资产处置方案未经有效审批，可能造成无形资产处置行为不合法、不合规或者存在舞弊现象	（1）信息设备科负责组织专业技术人员对需要处置的无形资产进行鉴定审核，拟定合理的处置方式；（2）审计科负责组织对处置无形资产出具审计意见，资产管理科负责按照有关规定报上级主管部门审批，进行相应的账务处理	信息设备科、资产管理科、分管院长、院长	

4.8　药品管理流程

4.8.1　概述

药品是指用于预防、治疗、诊断人的疾病，有目的地调节人的生理机能并规定有适应症或者功能主治、用法和用量的物质，包括中药材、中药饮片、中成药、化学原料药及其制剂、抗生素、生化药品、放射性药品、血清、疫苗、血液制品和诊断药品等。药品按照用途分类包括感冒药、退烧药、胃药、泻药、催眠药等各种有利于健康的药品，按照性质分类包括中药材、中药饮片、中成药、中西成药，化学原料药及其制剂、抗生素、生化药品、放射性药品、血清、疫苗、血液制品和诊断药品等。

（1）药品保管原则。

①性能相互影响，容易串味，名称容易搞错的品种应分开存放。

②麻醉药品、精神药品的毒性药品应专库或专柜存放，指定专人保管。

③危险品应严格执行公安部颁发的"化学危险品储存管理暂行办法""爆炸物品管理规则"和"仓库防火安全管理规则"等规定，按其危险性质，分类存放于有专门设施的专用仓库。

④有效药品按效期远近，按批号，依次专码堆放。并按"中国医药公司医药商品调拨责任制"规定的期限，定期报告业务部门及时销售。

⑤长期储存的怕压药品定期翻码整垛，货垛间应采取必要的隔垫措施。

⑥退货商品应单独存放和标记。退货要查清原因，及时处理。因质量问题而退货的药品征得卫生行政部门同意返工后，必须重新检验合格后才能返回库存。退货要进行登记。

⑦（包括退货单位、日期、品名、规格、数量、退货理由、检查结果、处理日期及处理情况等内容），且记录要保存两年。

⑧搬运和堆垛应严格遵守药品外包装标记的要求，安全操作，防止野蛮装卸。

⑨要贯彻"先进先出""近期先出"和"易变先出"，按批号出库的原则。药品出库时登记生产批号或年、月、日，有效期限及入库年、月、日。要把好药品出库验发关，变质和过期药品严禁发货。

（2）药品管理规范。药品质量符合规定不仅是产品质量符合注册质量标准，还应使其全过程符合《药品生产质量管理规范》（Good Manufacture Practice，GMP）。GMP是药品生产和质量管理的基本准则，适用于药品制剂生产的全过程和原料药生产中影响成品质量的关键工序。大力推行药品GMP，是为了最大限度地避免药品生产过程中的污染和交叉污染，降低各种差错的发生，是提高药品质量的重要措施。

4.8.2　主要业务范围

药品控制主要明确了医院药品管理流程的各个节点、岗位分工、管控要求，并对流程节点进行详细说明；同时，对新药引进购置、常规药品购置、临时购药以及药品领用、制剂原料采购、药品（临时）变更产地、配送企业、包装产地规格剂型、病区（科室）储备药品备案申请、药品调价审批的流程节点、岗位分工、管控要求进行了规范。

4.8.3 涉及的部门（岗位）及职责

（1）药品供应办。

①根据药品的使用情况，负责药品采购计划的执行。

②计划采购，计划用款，避免药品积压和浪费。

③把好药品质量关，按药品主渠道购进药品。

④对购进、调进或退库药品，由药品采购人员会同药库管理人员，对品名、规格、收量、批准文号、生产批号、生产厂家、有效期限、外观质量、包装情况、进货价格等逐项验收核对，并与采购人员在原始单据上共同签字，发现问题及时解决。

⑤建立缺药登记簿，对抢救急需药品，采购人员应立即组织进货，以保证抢救治疗的需要。

（2）药库。

①负责各药房领用药品的发放，为医护和病人提供药物咨询服务，检查并协助科室做好抢救药品的保管和使用工作。

②负责医院购置药品的入库保管工作。

③负责统计医院各药品的储备情况，为采购部门提供基础数据。

④每月在规定的时间内盘点，不擅自提前或拖后，盘点时应仔细、认真，库存数量准确，如有盘盈盘亏，应及时查找原因。

⑤定期检查科室储备药品的质量、使用和管理情况，发现问题及时报告。

⑥定期组织检查药品质量，发现问题及时处理，防止发出过期、失效、霉变药品。

（3）药房。

①药房负责各病区病人用药、出院带药、病区小药柜药品的领发和检查管理。

②加强对特殊药品的管理，严格执行麻醉药品、精神药品等特殊药品管理的相关法律法规和医院及药剂科的各项规章制度，负责毒、麻、精神、放射、贵重药品以及药剂科规定的需要统计药品管理的技术人员应每日清点，做到账物相符，并认真做好记录；药师应当对麻醉药品和第一类精神药品处方，按年月日逐日编制顺序号；做好麻醉药品和精神药品的登记工作。

③每月在规定的时间内盘点，不擅自提前或拖后，盘点时应仔细、认真，库存数量准确，如有盘盈盘亏，应及时查找原因。

④定期检查各科室储备药品的质量、使用和管理情况，发现问题及时报告。

⑤每人分管的药品要及时领足领全，满足临床需要，按院、科统一安排，不得擅自增减品种，同时建立缺药登记，并及时与药库和其他调剂部门沟通协调，尽可能的满足病人用药。

⑥按照药品保管的条件做好需要特殊保存的药品的管理。

⑦按照医院退药制度做好退药的管理。

⑧定期组织检查药品质量，发现问题及时处理，防止发出过期、失效、霉变药品。

（4）药事委员会。

①指导和监督全院合理用药和科学管理，确保用药安全。

②审定本院用药计划。

③制定/修订本院基本用药目录和处方操作指南。

④组织评价新老药物的临床疗效与不良反应，提出淘汰品种意见。

⑤定期组织检查全院药品，重点检查麻醉药品、精神药品、贵重药品的管理和使用情况。

⑥及时研究解决本院医疗用药的重大问题。

（5）资产管理科——药品会计。

①负责本院药品经费收入、支出、损耗、库存等报表的统计工作，每月报告药剂科主任和财务科主任。

②加强对盘点工作的监督，月底盘点如发现账账不符，应及时与仓库保管员、各调剂室负责人一起查找原因，当月解决问题。

③按照国家有关药品价格规定管理好药品价格，负责药品调价的执行工作。

④管理好新药价格的初次录入，保证药品价格的准确性。

4.8.4　主要风险

药品管理主要风险有：

（1）新药引进不履行严格的引进程序，没有经过严格的论证、讨论，则容易导致新药引进混乱甚至出现不安全因素。

（2）新药引进后不经过试用期，则容易导致不安全因素出现。

（3）不按计划采购，容易出现药品积压或者短缺现象发生。

（4）不按照有关规定或者正规渠道采购，容易出现质量低劣，导致不安全因素发生。

（5）药品购置没有得到适当的审批，容易导致药品购置不合规或存在药品购置混乱现象。

（6）药品验收程序不规范，可能导致药品质量不符合要求，进而影响使用效果。

（7）药品未及时办理入库，容易出现药品应入账而未入账的情形，形成账外资产。

（8）药品发放过程中未办理相关手续，可能会导致资产遗失。

（9）没有建立药品定期清查盘点制度，导致丢失、毁损造成账实不符；盘盈盘亏未能及时处理，未能及时明确责任，造成责任不清，不能及时弥补管理漏洞。

（10）药品未分类别管理，容易造成损坏，甚至不安全因素发生。

4.8.5　控制目标

（1）药品采购合法合规，质量可靠，安全完整，供应及时。

（2）药品管理科学合理，库存占用合理。

（3）财务核算准确，成本结转及时，定期盘点，账实、账账核对相符。

4.8.6　不相容岗位

药品业务的不相容岗位至少包括以下内容：（1）药品的使用与采购；（2）药品的采购与审批；（3）药品的管理与使用；（4）药品的报损与审批。

4.8.7　业务流程描述

（1）药品购置审批流程——新药引进。

①流程图，见图 4-54。

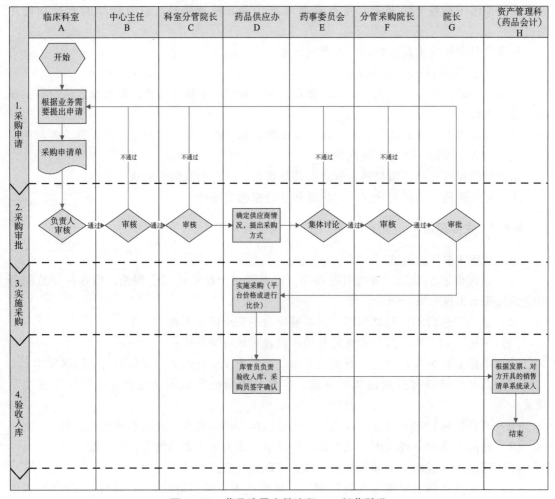

图 4 − 54   药品购置审批流程——新药引进

②流程节点简要说明，见表 4 − 61。

表 4 − 61   流程节点说明简表

节点	流程简要说明	输出文件
A1、A2	根据业务需要，临床科室经办人提出新药购置申请，填写"采购申请单"，并由本科室负责人审核签字，报中心主任审核	采购申请单
B2	中心主任审核新药引进的合理必要性	采购申请单
C2	科室分管院长审核新药引进的合理必要性	采购申请单
D2	药品供应办确定供应商情况，提出采购方式	
E2	药事委员会对新药引进的先进性、安全性、合理性、合规性等方面进行审核讨论，讨论通过后，全体签字确认	相关会议记录、采购申请单
F2	分管采购院长对新药引进的合理必要性进行审核	采购申请单
G2	院长对新药引进的合理必要性进行审批	采购申请单
D3	药品供应办药品采购人员按照审批通过的药品品种，在药品集中招标平台上按照规定程序实施采购	
D4	药品供应办药库库管员保管员按照规定程序验收，并办理药品入库手续	入库单
H4	资产管理科药品会计根据发票和对方清单录入 HIS 系统	相关单据

③关键流程节点的详细说明。

控制活动名称：新药引进

说明：

新药是指未在医院药物供应目录之内，具有国家正式批准文号的药物。

本院新药申请条件：国家一类新药；进口或专利药品；山东省集中招标采购中标品种；相同通用名而不同给药途径的品种；国家基本药物或常用药物优先考虑；上次申请未被通过，二次申请须在半年以后，特殊情况须经业务院长和院长审批同意。

临床科室提出新药引进申请，先由中心主任及科室分管院长进行初审。并提交药事管理委员会进行集体评议。药事委员会成员由药学部、医务科、监察科等部门人员参加。

药品供应办负责对新药供应厂家的资质进行审核。

药事委员会通过表决后，分管采购院长及院长审批后由药品供应办实施采购。

（2）药品购置审批流程——常规药品。

①流程图，见图 4-55。

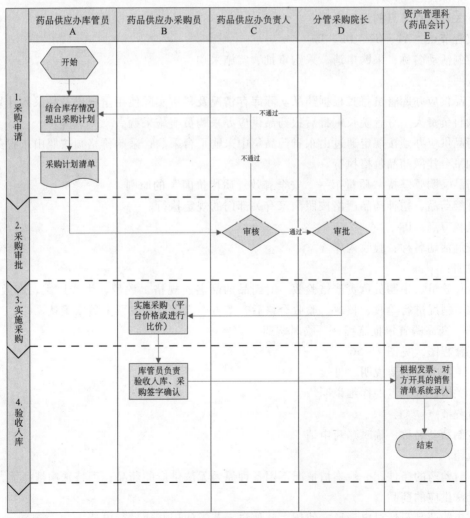

图 4-55 药品购置审批流程——常规药品

②流程节点简要说明，见表 4 - 62。

表 4 - 62　　　　　　　　　　　　流程节点说明简表

节点	流程简要说明	输出文件
A1	药品供应办库管员根据业务需要以及仓库药品库存情况，提出药品采购计划，填写"采购计划清单"	采购计划清单
C2	药品供应办负责人对药品采购的数量及品种的合理性、合规性、必要性进行审核	采购计划清单
D2	分管采购院长对药品采购的合理性、合规性进行审批	采购计划清单
B3	药品供应办采购员按照审批通过的药品品种，在药品集中招标平台上按照规定程序实施采购	采购计划清单
B4	药品供应办库管员按照规定程序验收，并办理药品入库手续	入库单
E4	资产管理科药品会计根据发票和对方清单录入系统	相关单据

③关键流程节点的详细说明。

流程节点：A1、C2、D2、B3

控制活动名称：采购申请、采购审批、实施采购

说明：

药品供应办库管员每月根据药品实际库存情况及科室实际使用量提出药品采购计划，并经药剂科负责人、分管院长审批后报药品供应办采购员实施采购。

药品供应办须按规定通过山东省药品集中采购平台采购；采购价格须按照山东省药品集中采购平台挂网药品价格执行。

药品采购要坚持"质量第一、安全有效、质优价廉"的原则。

麻醉药品、精神药品严格按照国家有关部门的规定执行。

流程节点：B4、E4

控制活动名称：验收入库

说明：

由保管员、采购员负责严格验收。对药品的品名、规格、数量、生产厂家、有效期限、外包装等情况进行验收、核对。验收合格后，双方在入库单和发票上签字确认。

（3）药品购置审批流程——临时购药。

①流程图，见图 4 - 56。

②流程节点简要说明，见表 4 - 63。

③关键流程节点的详细说明。

流程节点：A1

控制活动名称：临时购药申请

说明：

临时购药的条件：一般病情情况下因各种原因无法供应的药品；因特殊病情急需，医院库房无法供应的药品。

该申购药品只针对申请科室使用，其他科室若需使用必须另行申请。

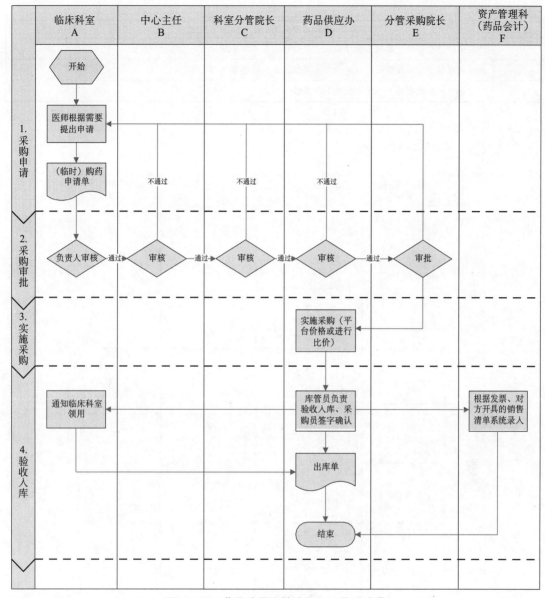

图 4 - 56　药品购置审批流程——临时购药

表 4 - 63　　　　　　　　　　　　　　**流程节点说明简表**

节点	流程简要说明	输出文件
A1	临床科室医师根据需要提出申请，填写"临时购药申请单"	临时购药申请单
A2	临床科室负责人对临时购药的必要性进行审核	临时购药申请单
B2	中心主任对临时购药的合理性、必要性进行审核	临时购药申请单
C2	科室分管院长对临时购药的合理必要性及合规性进行审核	临时购药申请单
D2	药品供应办对临时购药的合理必要性进行审核	临时购药申请单
E2	分管采购院长对临时购药的合理性、合规性、必要性进行审批	临时购药申请单
D3	药品供应办采购人员按照审批通过的药品品种，在药品集中招标平台上按照规定程序实施采购或者比价采购	

续表

节点	流程简要说明	输出文件
D4	药品供应办库管员按照规定程序验收，并办理药品入库手续	入库单
A4	药品入库后供应办库管员打印出库单，通知临床科室签字领用	出库单
F4	药品会计根据发票和对方单据录入 HIS 系统	相关单据

（4）药品领用流程。

①流程图，见图 4 – 57。

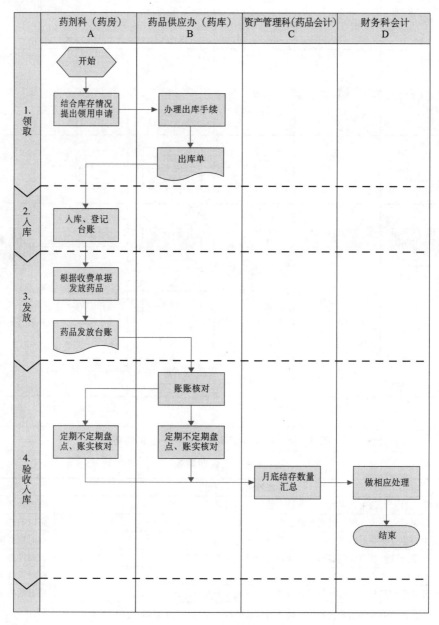

图 4 – 57　药品领用流程

②流程节点简要说明，见表 4 - 64。

表 4 - 64　　　　　　　　　　　**流程节点说明简表**

节点	流程简要说明	输出文件
A1	药剂科药房保管员根据药房库存情况提出药品领用申请	
B1	药品供应办药库保管员审核数量及品种，审核通过后打印出库单，药房库管员在出库单上签字，办理发货手续	出库单
A2	药剂科药房保管员依据从药品库领取的药品办理药房入库手续，同时登记台账	台账
A3	药房保管员依据医生开具的药方和相关收费单据发放药品，同时登记台账	收费单、处方
B4	药库保管员每月末与药剂科药房保管员核对药库与药房之间的药品调拨明细；药库保管员每月末对药库的库存药品进行月末盘点，形成盘点明细表，进行账实核对	盘点明细表
A4	药房保管员每月末对药房的库存药品进行月末盘点，形成盘点明细表进行账实核对	盘点明细表
C4	资产管理科药品会计月底根据各药品库存账进行汇总形成院内的药品的结存汇总	
D4	财务科会计根据相应单据进行账务处理	

③关键流程节点的详细说明。

流程节点：A3

控制活动名称：发放

说明：

药品发放时一定要有发放记录，包括药品名称、规格、数量、剂型、领用时间、领用人签字、发药人签字。

药品发放时，需按照药品生产日期的先后顺序发放。

流程节点：A4、B4

控制活动名称：清查盘点

说明：

药房、药库应定期对药品进行清查盘点，并编制盘点明细表。原则上每月至少一次。

月度终了，盘点时发现存在差异的，应及时分析差异原因，作出说明，按规定程序进行处理。

（5）制剂原料采购流程。

①流程图，见图 4 - 58。

②流程节点简要说明，见表 4 - 65。

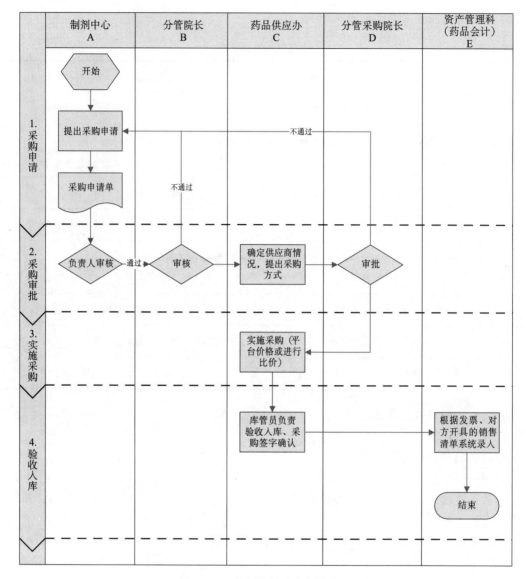

图 4 - 58　制剂原料采购审批流程

表 4 - 65　　　　　　　　　　　　　流程节点说明简表

节点	流程简要说明	输出文件
A1	制剂中心库管员根据库存情况提出采购申请，填写采购申请单报部门负责人	采购申请单
A2	制剂中心负责人对采购申请的合理必要性进行审核	采购申请单
B2	制剂中心分管院长对采购申请的合理必要性进行审核	采购申请单
C2	药品供应办负责人根据审核通过的采购申请按制度选择供应商及采购方式，报分管院长审批	采购申请单
D2	分管采购院长对采购方式及供应商情况进行审批	采购申请单
C3	药品供应办根据审批通过的采购方式根据平台价格或进行比价采购	
C4	药品供应办库管员负责办理验收入库，采购员签字确认，并将单据转交药品会计	入库单
E4	资产管理科药品会计根据相关单据及对方销售清单录入系统	

③关键流程节点的详细说明。

流程节点：A2、B2、C2、D2

控制活动名称：采购审批

说明：

采购制剂申请经过制剂中心主任、分管院长审核后提交药品供应办采购人员，采购人员提出采购方式交采购分管院长批准后执行。

流程节点：B4、E4

控制活动名称：验收入库

说明：

由保管员、采购员负责严格验收。对药品的品名、规格、数量、生产厂家、有效期限、外包装等情况进行验收、核对。验收合格后，双方在入库单和发票上签字确认。

（6）药品（临时）变更产地、配送企业、包装产地规格剂型流程。

①流程图，见图 4 – 59。

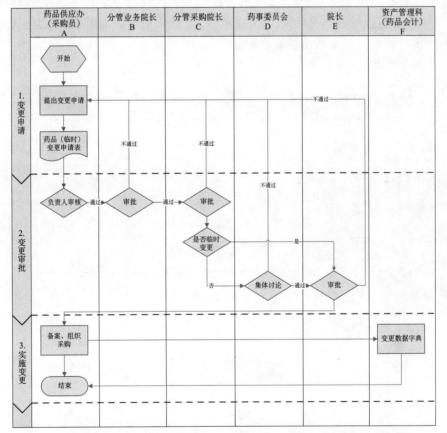

图 4 – 59　药品（临时）变更产地、配送企业、包装产地规格剂型流程

②流程节点简要说明，见表 4 – 66。

表 4 – 66　　　　　　　　　　　　流程节点说明简表

节点	流程简要说明	输出文件
A1	药品供应办采购员根据需要提出变更申请，填制"临时变更申请表"，报部门负责人	临时变更申请表
A2	药品供应办负责人对变更的合理必要性进行审核	临时变更申请表
B2	分管业务院长对变更的合理必要性进行审批	临时变更申请表

续表

节点	流程简要说明	输出文件
C2	分管采购院长对变更申请进行审批，若为临时变更需报院长审批；若非临时性变更，则应报药事委员会进行集体讨论	临时变更申请表
D2	药事委员会对非临时性变更进行集体讨论，并签字确认	会议纪要
E2	院长对临时变更的必要合理性进行审批；对非临时购药的合理合规性进行审批	临时变更申请表
A3	药品供应办采购员根据审批通过的变更申请组织采购并备案，同时将变更单据提交药品会计	
F3	资产管理科药品会计根据采购员提交的相关资料变更数据字典	

③关键流程节点的详细说明。

流程节点：A1

控制活动名称：变更申请

说明：

药品供应办采购员根据市场变化，在原有药品无法按计划购买的情况下，提出临时变更的申请，临时购买的药品应是医院药品供应目录中的药品。若目录中没有，则应按新药引进进行审批。

（7）病区（科室）储备药品备案申请流程。

①流程图，见图4-60。

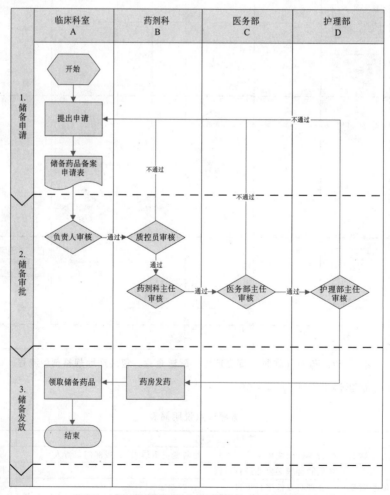

图4-60 病区（科室）储备药品备案申请流程

②流程节点简要说明，见表 4 - 67。

表 4 - 67　　　　　　　　　　　　　　流程节点说明简表

节点	流程简要说明	输出文件
A1	临床科室库管员根据需要提出申请，填写"储备药品备案申请表"	储备药品备案申请表
A2	临床科室负责人对药品储备申请的必要合理性进行审核	储备药品备案申请表
B2	药剂科质控员对科室的储备申请进行审核，并报药剂科负责人审核	储备药品备案申请表
C2	医务部主任对科室储备申请的合理必要性进行审核	储备药品备案申请表
D2	护理部主任对科室储备申请的合理必要性进行审核	储备药品备案申请表
B3	药剂科药房库管员根据审批通过的储备申请发放药品，并开具出库单据	出库单
A3	临床科室库管员根据审批通过的申请领取药品并妥善保管	

③关键流程节点的详细说明。

流程节点：A1

控制活动名称：储备申请

说明：

病区根据专科病种的需要，经过相关护士长、病区主任、临床药师的审核，确定病区储备药品的种类与基数，以便临床应急使用，病区根据使用情况及药品的保质期等进行退换及领用，保持病区储备药品达到经审核的药品基数。

病区护士长为病区储备药品管理的第一责任人，应确保按照医院药品管理制度对病区药品进行管理。

（8）药品调价审批流程。

①流程图，见图 4 - 61。

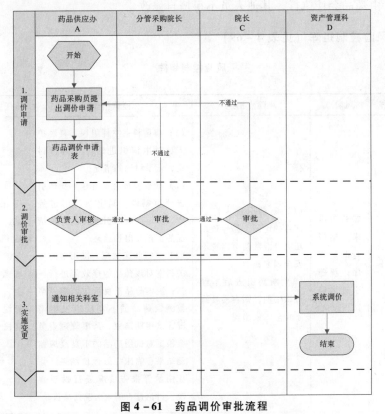

图 4 - 61　药品调价审批流程

②流程节点简要说明，见表4－68。

表4－68 流程节点说明简表

节点	流程简要说明	输出文件
A1	药品供应办药品采购员提出调价申请，填写药品调价申请表	药品调价申请表
A2	药品供应办负责人对药品调价的真实合法性进行审核	药品调价申请表
B2	分管采购院长对药品调价的合理合规性进行审批	药品调价申请表
C2	院长对药品调价的合理合规性审批	药品调价申请表
A3	药品供应办根据审批通过的申请通知相关科室并报药品会计	药品调价申请表
D3	资产管理科药品会计更具审批同过的申请进行系统调价	药品调价申请表

③关键流程节点的详细说明。

流程节点：A3、D3

控制活动名称：实施变更

说明：

药品价格严格按照国家政策执行，收到调价通知后，采购人员提出申请经过药品供应办负责人、分管采购院长、院长审批后执行。

药品会计调价经过审批后，应及时通知药房及医疗科室，并通过相应渠道公开，使患者明白消费。

药品调价由药品会计执行，其他人员不得擅自修改。

4.8.8 风险控制矩阵（见表4－69）

表4－69 风险控制矩阵

编号	子流程	风险点	风险点描述	控制措施	责任主体	文件依据
4.8.8.1	药品购置审批流程——新药引进	新药引进未严格履行既定程序；新药引进未经试用风险	（1）新药引进未经过严格的论证，易导致新药引进混乱甚至出现不安全因素；（2）新药引进后不经过试用期，则容易导致不安全因素出现	（1）申请科室主任组织本科医护人员对申请引进的新药进行讨论，记录讨论的情况；（2）药事委员会负责建立新药引进审评制度，制定新药引进规则，并定期听取引进药品评估情况的汇报并出具意见；（3）进行临床试用，试用期间相关科室对该药品的疗效等进行评估，院内药品不良反应监测网络监测该药品的不良反应发生情况，试用期结束，药事管理委员会根据对试用药品的不良反应监测结果、临床疗效评价结果、临床用量等报告情况进行投票表决，讨论是否编入医院药品目录	临床科室、药品供应办、药事委员会、分管院长、院长	

续表

编号	子流程	风险点	风险点描述	控制措施	责任主体	文件依据
4.8.8.2	药品购置审批流程——常规药品	未按计划进行采购；未按规定或正规渠道采购；采购未经事前审批	（1）未按计划采购，易造成药品积压或短缺；未按有关规定或者正规渠道采购，易出现质量低劣，导致不安全因素产生； （2）药品购置未经审批，导致药品购置混乱，并易造成不合规风险	（1）遵循"计划采购、定额管理、加速周转、保证供应"的原则，按时编制药品分期采购计划，经有关领导研究批准后方可采购； （2）药品采购统一在药品集中招标平台上实施采购； （3）严格执行"两票制"相关规定	药品供应办、分管院长	
4.8.8.3	药品购置审批流程	药品验收不规范	药品验收程序不规范，可能导致药品质量不符合要求，进而影响使用效果	（1）药品采购必须严格执行质量验收制度，由相关人员对药品的品名、规格、数量、批准文号、生产厂家、注册商标、有效期限、外包装等进行验收、核对，不符合要求的须拒绝入库； （2）严格执行"两票制"相关规定	药品供应办采购员、库管员	
4.8.8.4	药品购置审批流程	药品未及时办理入库风险	药品未及时办理入库，易出现应入账而实际未入账情形，形成账外资产，不利于药品实物管理	采购人员按规定购进药品，执行"两票制"相关规定，库管员验收合格后，由资产管理科药品会计及时根据发票等进行系统信息管理	药品供应办采购员、库管员、药品会计	

4.9　医用耗材管理流程

4.9.1　概述

医用耗材主要是指医院临床科室、医技科室在为病人诊疗、检验、检查过程中使用而消失或改变实物形态的物品，主要包括手术用特殊材料、介入诊疗用特殊材料、手术用一次性卫生材料、一般诊疗用卫生材料、检查用一次性卫生材料等。

其中医院对主要指直接作用于人体、对安全性有严格要求、生产使用必须严格控制、价值相对较高的消耗型医用器械（统称"高值耗材"）进行区别管理。其类别主要包括心脏介入类、外周血管介入类、神经内科介入类、电生理类、心外科类、骨科材料及器械类、人工器官、消化材料类、眼科材料类（人工晶体等）、神经外科类（硬脑膜、钛网等）、胃肠外科类（吻合器等）等。

4.9.2　主要业务范围

医用耗材控制主要明确了医院医用耗材管理流程的各个节点、岗位分工、管控要求，并对流程节点进行详细说明；同时，对临时/新增医用耗材购置、常规医用耗材的购置及出入库的流程节点、岗位分工、管控要求进行了规范。

4.9.3　涉及的部门（岗位）及职责

（1）申请科室。负责根据实际业务需求提请采购需求。

（2）采购办。受理采购需求，组织实施采购，确保采购活动合法合规，采购过程得到有效控制。

（3）收费科、医保办、医务科、护理部。负责对临时或新增医用耗材的采购在权限范围内进行审核。

（4）资产管理科。负责医用耗材的系统信息入库管理。

（5）分管院长、院长。负责对医用耗材的采购在各自权限范围内进行审核审批。

4.9.4　主要风险

医用耗材主要风险有：

（1）新增医用耗材未经市场调研和集体讨论，容易购进质量低劣的材料，导致不安全因素发生。

（2）新增医用耗材未经相关科室审核，容易导致医用耗材使用不规范，违反国家相关规定。

（3）采购过程中未按照规定进行公开招标，容易造成供应商资质不符合规定，购进的卫生材料价高质低。

（4）未按计划采购，容易出现卫生材料积压或者短缺现象发生。

（5）未按照有关规定或者正规渠道采购，容易出现医用耗材质量低劣的情况，导致不安全因素发生。

（6）验收程序不规范，可能导致质量不符合要求，进而影响使用效果。

（7）领用过程中未办理相关手续，可能会导致资产遗失。

（8）没有建立定期清查盘点制度，导致丢失、毁损，造成账实不符；盘盈盘亏未能及时处理、明确责任，造成责任不清，不能及时弥补管理漏洞。

（9）医用耗材未分门别类，按规定管理，易造成损坏甚至不安全因素发生。

4.9.5　控制目标

（1）医用耗材采购合法合规，信息真实，质量可靠，安全完整，供应及时。

（2）库存占用科学合理。

（3）财务核算准确，成本结转及时，定期盘点，账实、账账核对相符。

4.9.6　不相容岗位

医用耗材业务的不相容岗位至少包括以下内容：（1）医用耗材的使用与采购；（2）医

用耗材的采购与审批；（3）医用耗材的使用与处置；（4）医用耗材的管理与使用。

4.9.7　业务流程描述

（1）医用耗材购置审批流程——新增。

①流程图，见图 4 – 62。

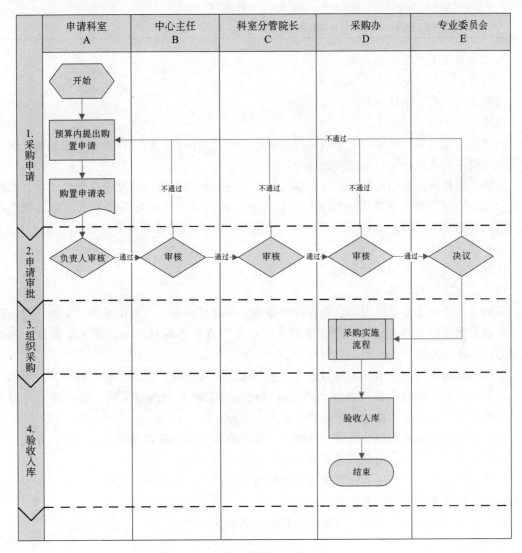

图 4 – 62　医用耗材购置审批流程——新增

②流程节点简要说明，见表 4 – 70。

表 4 – 70　　　　　　　　　　　　　　**流程节点说明简表**

节点	流程简要说明	输出文件
A1、A2	申请科室预算内提出医用耗材购置申请，报科室负责人对其合理性、必要性、真实性等进行审核	购置申请

续表

节点	流程简要说明	输出文件
B2	中心主任对新增医用耗材购置申请的合理性、必要性进行审核	购置申请
C2	科室分管院长对新增医用耗材购置申请的合理、必要性、可行性进行审核	购置申请
D2	采购办对医用耗材购置申请的合规性进行审核	购置申请
E2	专业委员会对新增医用耗材申请进行集体决议，决议通过后入物资采购目录	
D3、D4	采购办根据物资采购目录组织采购活动，办理验收入库手续	

③关键流程节点的详细说明。

流程节点：A2、B2、C2、D2、E2

控制活动名称：申请审批

说明：

新增医用耗材是指科室因开展新项目需试用的新耗材品种、收治特殊病人或邀请外院专家手术所携带的本院物资目录以外的医用耗材。

新增医用耗材是指医院医用耗材数据库目录之外的医用耗材，按规定应先新增信息系统物资目录，物资管理信息系统中没有物资目录的，各科室不得提报采购需求。新增物资目录，需按规定填写"新增采购目录审批表"并经审批，由资产管理科增加数据字典。

流程节点：D3

控制活动名称：医用耗材采购

说明：

采购人员必须充分掌握市场信息，收集市场医用耗材情况，预测市场供应变化，为医院医用耗材采集提出合理化建议，严把质量关，认真检查医用耗材质量，在保证质量的前提下，力求价格低廉。

采购的医用耗材要适用，及时与仓库联系，做到购货迅速，减少运输中转环节，降低库存量，避免盲目采购造成积压浪费，严格按审批后的采购计划进行采购，执行医用耗材预算，特殊以及特需的医用耗材由医院和科室统一安排。

签订合同，必须注明供货品种、规格、质量、交货时间、货款交付方式、供货方式、违约经济责任等，经相关部门合同流转方可进行。

采购的物品经使用无法达到质量要求，须及时清退，采购的物品属假冒伪劣一经查出由采购人员全部负责，并追究其责任。

达到医院招标采购要求的，按照医院招标采购办法采购。

流程节点：D4

控制活动名称：医用耗材入库

说明：

医用耗材送达后，仓库保管员负责组织验收，特殊的医用耗材需要临床科室参与联合验收，检验中发现质量、数量与计划、明细不相符时，第一时间通知供货单位退回。

医用耗材入库前，必须检验数量、质量、规格、型号、生产日期、消毒日期，有效期等信息，合格后方可入库，入库的医用耗材、说明书资料不齐全或质量、数量、规格不符，有效期较短时，不得入库。

医用耗材验收完成后，仓库保管员根据验收情况填制入库单办理入库手续，发票随货同行的，连同发票交于资产会计入账。

（2）医用耗材购置审批流程——常规。

①流程图，见图 4-63。

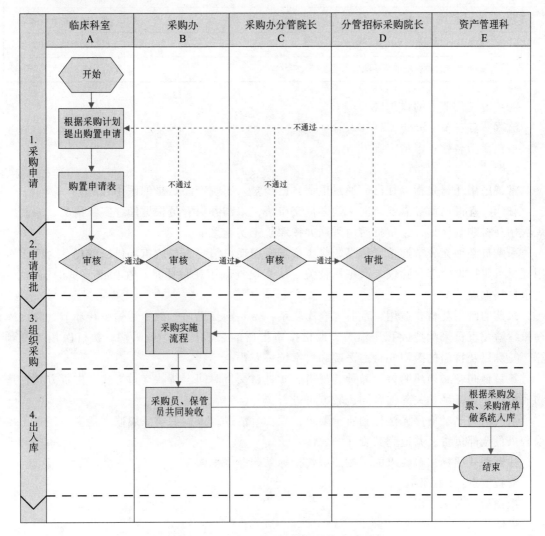

图 4-63 医用耗材购置审批流程——常规

②流程节点简要说明，见表 4-71。

表 4-71　　　　　　　　　　流程节点说明简表

节点	流程简要说明	输出文件
A1、A2	临床科室经办人根据采购计划提出医用耗材购置申请，填写"购置申请表"，并由本科室负责人审核签字，报采购办	购置申请表
B2	采购办采购员汇总各科室采购申请，形成"医用耗材购置计划表"，报科室负责人审核签字后，报分管院长审核	医用耗材购置计划表

续表

节点	流程简要说明	输出文件
C2	采购办分管院长对医用耗材申购的真实性、必要性、合理性进行审核	医用耗材购置计划表
D2	分管招标采购院长对医用耗材申购的合理性合规性进行审批	医用耗材购置计划表
B3	采购部门根据审批通过的"医用耗材购置计划表"按照医院规定实施采购	医用耗材购置计划表
B4	采购员、保管员负责对耗材的数量、质量等共同验收	医用耗材购置计划表
E4	资产管理科根据发票及采购清单做系统入库	入库单

③关键流程节点的详细说明。

流程节点：A2、B2、C2、D2

控制活动名称：申请审批

说明：

常规医用耗材是指以往已经通过申请，已经录入医院产品目录的医用耗材。

临床科室根据业务需要，向采购办提交申请，采购办保管员根据库存实际情况，编制常规医用耗材购置计划，经审批后由采购办按照规定实施采购。

采购员必须充分掌握市场信息，收集市场医用耗材情况，预测市场供应变化，为医院医用耗材采集提出合理化建议，严把质量关，认真检查医用耗材质量，在保证质量的前提下，力求价格低廉。

采购的医用耗材要适用，及时与仓库联系，做到购货迅速，减少运输中转环节，降低库存量，避免盲目采购造成积压浪费，严格按审批后的采购计划进行采购，执行医用耗材预算，特殊以及特需的医用耗材由医院和科室统一安排。

签订合同，必须注明供货品种、规格、质量、交货时间、货款交付方式、供货方式、违约经济责任等，经相关部门合同流转方可进行。

采购的物品经使用无法达到质量要求，须及时清退，采购的物品属假冒伪劣一经查出由采购人员全部负责，并追究其责任。

达到医院招标采购要求的，按照医院招标采购办法采购。

流程节点：B4、E4

控制活动名称：出入库

说明：

医用耗材送达后，由保管员负责组织有关人员验收，特殊的医用耗材需要由临床科室参与联合验收；检验中发现质量、数量与计划、明细不相符时，第一时间通知供货单位退回。

医用耗材入库前，必须检验数量、质量、规格、型号、生产日期、消毒日期，有效期等信息，合格后方可入库；入库的医用耗材、说明书资料不齐全或质量、数量、规格不符，有效期较短时，不得入库。

医用耗材验收完成后，保管员根据验收情况，填制入库单办理入库手续，发票随货同行的，连同发票交资产会计入账。

（3）医用耗材出入库流程。

①流程图，见图4-64。

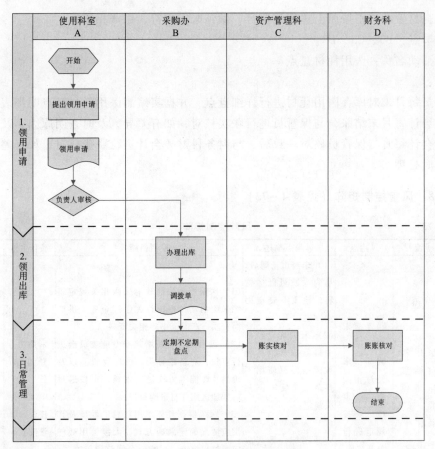

图 4 – 64　医用耗材出入库流程

②流程节点简要说明，见表 4 – 72。

表 4 – 72　　　　　　　　　　　流程节点说明简表

节点	流程简要说明	输出文件
A1	使用科室领用人根据业务需要提出医用耗材领用申请，并由本科室负责人审核签字	医用耗材领用申请表
B2	采购办保管员审核并打印出库单，经负责人审核后，发放医用耗材；使用科室领用人在出库单上签字，并领取医用耗材	出库单
B3	保管员每月末对库存医用耗材进行月末盘点，形成盘点明细表	盘点明细表
C3	资产管理科资产会计每月末与保管进行账实核对，如有差异，查明原因，及时处理	差异明细表
D3	财务科财务会计每月末与资产会计进行账账核对，如有差异，查明原因，及时处理	差异明细表

③关键流程节点的详细说明。

流程节点：B2

控制活动名称：领用出库

说明：

保管员根据使用科室负责人签字的"医用耗材领用表"，打印出库单，并经采购办负责人审核签字后，办理领用手续。

保管员认真发放医用耗材，对于未办妥入库手续的货物按规定不得发放，已办妥入库手续的，按照医用耗材出库单配货。

医用耗材发放严格按照上述规定执行,做到账实相符、账账相符。

流程节点:B3、C3、D3

控制活动名称:医用耗材盘点

说明:

保管员每月末对库存医用耗材进行详细盘点,并据实编制医用耗材盘点明细表。

资产会计每月末结账,与保管员进行账实核对,如有差异,及时查明原因,及时处理。

资产会计每月与保管员核对一致后,与财务科财务会计进行账账核对,如有差异,查明原因,及时处理。

4.9.8　风险控制矩阵(见表4-73)

表4-73　　　　　　　　　　　　　　风险控制矩阵

编号	子流程	风险点	风险点描述	控制措施	责任主体	文件依据
4.9.8.1	医用耗材购置审批流程——新增	购置前未进行市场调研;未经过相关科室审核;未按规定进行公开招标	(1) 未经市场调研,易购入质量低劣材料,导致不安全因素发生; (2) 未按规定经相关科室审核,易导致医用耗材使用不规范,违反国家相关规定; (3) 未按规定进行公开招标,易造成因供应商资质不符而购入价高质低的材料,且存在合规风险	(1) 医院严格按照政府采购相关规定组织采购活动,审核相关生产企业、供应商资质、产品证书等相关资料; (2) 医用耗材的新增须经专业委员会进行审核,对新增种类、供应商资质以及价格、性能等方面进行审核,审核通过后增加医用耗材采购目录; (3) 医院根据具体医用耗材的性质及其供应情况确定采购方式,大额医用耗材应通过招标统一采购或合同订货等方式,小额零星的医用耗材的采购可以采用直接购买等方式,确保采购过程的透明化	采购办、专业委员会中心主任、分管院长	《医院HRP信息系统物资目录准入管理制度》
4.9.8.2	医用耗材购置审批流程——常规	未按计划采购;未经过恰当审批;验收程序不规范;未及时入账处理	(1) 未按计划采购,易出现医用耗材积压或短缺现象; (2) 未按规定或正规渠道采购,易出现耗材质量低劣,导致不安全因素发生; (3) 未经恰当审批,易发生采购活动不合规现象; (4) 验收程序不规范,易导致质量不符合要求,进而影响使用效能; (5) 未及时入账,形成账外资产	(1) 遵循"计划采购、定额管理、加速周转、保证供应"的原则,按时编制卫生材料采购计划,经批准后方可采购; (2) 医院根据具体医用耗材的性质及其供应情况确定采购方式,大额医用耗材应通过招标统一采购或合同订货等方式,小额零星的医用耗材的采购可以采用直接购买等方式,确保采购过程的透明化; (3) 采购员、仓库保管共同验收,特殊材料需要临床科室参与联合验收。验收货物时,仓库保管员验收物品的品名、数量、质量、价格、规格、型号、合格证、生产日期、有效保质期、制造商等。检验中发现质量、数量与计划、明细不相符时,第一时间通知供货单位退回; (4) 验收合格,发票等相关单据及时交资产管理科,入系统库	临床科室、采购办(采购员、保管员、科室负责人)、资产管理科、分管院长	《医院物资采购管理制度》

4.10　合同管理流程

4.10.1　概述

合同是平等主体的自然人、法人、其他组织之间设立、变更、终止民事权利义务关系的协议。依法成立的合同，受法律保护。

合同管理主要是指经济合同管理。医院的合同包含医院各部门对外签订的合同，主要有人事合同、业务外包合同、物资采购合同、药品器材设备采购合同、基建合同、租赁合同、借款合同、科研合同等。

合同专用章管理须由专人保管，且未经授权的合同不能盖合同专用章。未经授权签订的合同均为无效合同。对外签订合同均应适当授权，一般以书面形式授权，授权书应注明授权人姓名、授权人身份证、授权事项、授权期限等。加强合同专用章的管理，凡医院对外签订的经济合同，均应加盖医院合同专用章，未经审批的合同不得加盖合同专用章。加强合同全过程的管理，特别是履约管理，凡是有违约迹象的合同，应及时报告、处理，降低医院的损失。

经济合同订立、履行、变更、解除、转让、终止等是经济合同控制的内容；经济合同的审查、监督、控制是单位经济合同控制的主要手段；经济合同控制，就是找出经济合同磋商、订立、履行、变更、解除、终止等各个环节的风险点并加以控制，以规避风险的发生，达到预期的目的。

经济合同控制的基本业务流程包括合同策划、合同调查、初步确定准合同对象、合同谈判、拟定合同文本、合同审核、合同正式签署、合同履行、合同变更或转让、合同终止、合同纠纷处理、合同归档保管、合同执行情况评价等环节；这些环节从大的方面可以划分为合同订立环节和合同履行环节；其中，合同订立环节包括合同策划、合同调查、合同谈判、合同文本拟定、合同审批、合同签署等环节；合同履行环节涉及合同履行、合同补充和变更、合同解除和终止、合同结算、合同纠纷处理等环节；此外，还有合同履行后续环节，包括合同登记、合同归档管理等环节。

合同控制的特点：合同双方是平等的民事主体。合同控制具有全程性：从经济合同的项目论证、对方当事资信调查、经济合同谈判、文本起草、修改、签约、履行或变更解除、纠纷处理的全过程，都应有法律顾问部门参与，不仅仅重视经济合同订立前的工作，更要重视订立之后的履行和后续管理，才能有效维护单位合法权益。合同控制具有系统性：经济合同控制贯穿于单位日常经营始终，从资金管理、采购管理、建设项目管理等业务，涉及单位的各个部门，需要各部门共同参与管理。

4.10.2　主要业务范围

本流程主要明确了医院合同流程的各个节点、岗位分工、管控要求，并对流程节点进行详细说明，同时，对合同的起草、审查、审批、签订、履行、监督、存档、结算、评价等重点管控的流程节点、岗位分工、管控要求进行了规范。

4.10.3 涉及的部门（岗位）及职责

（1）办公室。负责审核合同文本的报批程序、登记编号及盖章手续和合同存档。

（2）财务科。负责审核合同所涉资金预算、采购方式、付款方式及付款节点等相关事宜，组织监督合同履行；负责合同款项支付和合同执行记录以及合同存档。

（3）承办部门。承办部门是合同的责任部门，负责经济合同文本的起草、拟定、送审、报批等工作；承办部门是订立和履行经济合同的责任主体，是经济业务事项的具体经办部门；经济合同第一责任人是承办部门主要负责人，应对合同内容的真实性、程序的正当性负责；合同经办人是指承办部门直接承担经济事项市场调研、招标谈判等工作的人员；负责按流程履行合同签批手续，负责合同文本、审核单及其他证明材料的存档管理。

（4）审计科。审计科负责运用规范的审计程序和方法对医院经济合同的签订、履行过程和结果进行审计监督、检查、评价和咨询活动，分为合同草签前的签证审计、合同执行过程中的审计和合同执行结束后的审计，以实现对经济合同全过程的审计监督、评价和咨询。

（5）分管院长、院长。负责对本单位有关部门所订立的合同事项进行审批；合同签订由院长或院长授权委托的相关负责人签署。

（6）法律顾问。负责对本单位有关部门所订立的合同文本进行合法性、合规性审查。

4.10.4 主要风险

合同管理的主要风险有：

（1）没有设置合同的审批权限，或者权限设置不合理，可能导致管理职责不明确。

（2）对合同对方的主体资格审查、跟踪不严，对方当事人不具有相应能力或资格，导致经济合同无效或引发潜在风险。

（3）对经济合同内容和条款审核把关不严，审批权限不清可能导致医院利益受损。

（4）未能按照合同约定履行合同，可能导致医院利益受到损失或者遭受诉讼。

（5）在合同履行过程中，合同履行监控不严，未能及时发现已经或可能导致医院利益受损的情况，或未能采取有效措旅。

（6）未建立合同纠纷处理的有效机制，纠纷处理不当，可能导致医院利益受损。

（7）合同终止未及时归档保存，合同保管不当，未经适当的登记管理，导致合同丢失或者无法履行等风险。

（8）合同生效后，发现合同条款不明确的，未能及时与对方协商沟通，签订补充、变更协议，影响合同正常履行。

（9）没有设置合同变更/补充的审批权限，或者权限设置不合理，可能导致管理职责不明确。

4.10.5 控制目标

（1）完善合同管理体制：明确医院合同归口管理部门，对医院的合同事务实行审核把关、统一管理，确保签订合同的格式、内容合法合规，符合医院利益。

（2）建立完善订立合同的授权审批制度：医院各部门和个人对外签订合同应经过合法授权，不签订超出有关规定范围的合同；加强合同订立的审核把关，订立合同需要审计科进行签证管理，签订合同应有财务人员参与或者经财务审核，确保医院具有履约的财力保证。

（3）对合同对方的主体资格进行充分调查，确保对方具有履约资格和能力，减少合同违约风险。

（4）加强对合同履行的监控，建立合同纠纷处理机制；合理解决合同履行中出现的各项纠纷，确保医院利益不受损失。

（5）建立合同评价制度：对合同履行的总体情况和重大合同履行的具体情况进行分析评估，以便改进不足，促进合同管理水平的提高。

4.10.6　不相容岗位

合同业务的不相容岗位至少包括以下内容：（1）合同文本的拟定与审核；（2）合同的审批与执行；（3）合同的履行与结算。

4.10.7　业务流程描述

（1）合同签订审批流程。
①流程图，见图 4 - 65。

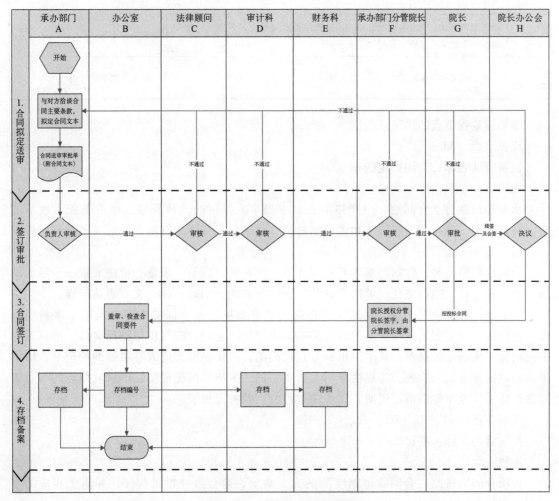

图 4 - 65　合同签订审批流程

②流程节点简要说明，见表4－74。

表4－74 流程节点说明简表

节点	流程简要说明	输出文件
A1	承办部门经办人负责组织合同谈判，洽谈合同主要条款，拟定合同文本	合同送审审批单（附合同文本）
A2	承办部门负责人对合同的内容及条款进行审核	合同送审审批单（附合同文本）
C2	法律顾问对合同条款的合法性、合规性等进行审核	合同送审审批单（附合同文本）
D2	审计科对合同的内容及条款进行审核，重点审核合同内容的合法性、条款的实用性、权利义务的明确性等	合同送审审批单（附合同文本）
F2	承办部门分管院长对合同内容的完整性、合理性及条款的合规性进行审批	合同送审审批单（附合同文本）
G2	院长对合同内容的合规性进行审批，对合同的签订进行授权	合同送审审批单（附合同文本）
H2	会签及续签的合同还需提交院长办公会通过	会议决议
F3	院长授权分管院长签订合同的，由承办部门分管院长在正式合同文本上签字	正式合同文本
B3	办公室在正式合同文本加盖公章，同时需检查合同要件是否齐全；并根据合同类型编号存档	正式合同文本
A4、B4、D4、E4	正式合同文本分别由承办部门、办公室、审计科、财务科存档	合同文本复印件

③关键流程节点的详细说明。

流程节点：A1

控制活动名称：合同拟定送审

说明：

承办部门在订立合同前，应严格审查对方当事人提供的主体资格、经营范围、履约能力、资信情况、委托代理权限等相关证明材料，杜绝与无资质的自然人、法人及其他组织签订合同。

合同内容应完整，合同的基本要素应齐全，即标的、数量、质量、价格或报酬、履约期限、地点和方式、违约责任、解决争议的方法等条款应当明确具体，文字表达严谨。

承办部门送审合同文本，除提供"合同送审审批单"及合同文本原件及电子版各一份外，还应提供以下相关材料：通过政府采购方式产生的合同，需提供招投标文件、中标通知书或招标纪要等相关材料；其中以询价方式采购的，需提供由询价人签字的询价记录；以本单位内部招标方式采购的，需提供参与人员签字确认的招标情况说明；不适宜招标的项目需提供经相关领导审签的情况说明；其他前置性材料及补充说明。

流程节点：A2、C2、D2、F2、G2、H2

控制活动名称：签订审批

说明：

各项合同应按照"合同管理制度"的有关规定，履行事前审批程序，并附上相应的事前审批文件。

　　必须签订经济合同的事项及相关要求：医院所有基建、修缮等工程，新增设施、设备、药品、物资材料采购、贷款、承包、租赁、技术开发、转让、咨询、追加项目等对外经济活动必须事先签订经济合同；

　　合同文本拟定完毕，由承办部门将合同文本书面及电子版提交法律顾问、审计科、承办分管院长、院长进行初审，会签及续签的合同还需要院长办公会进行决议；承办部门汇总初审意见后，形成正式的合同文本。

　　承办部门负责人、承办分管院长、审计科负责人、院长须在"合同送审审批单"上签署明确的审核意见，必要时需由医院法律顾问参与讨论并签署审核意见，涉及多部门职能的，需要多部门参与讨论并签署会签意见后方可对外签订合同。

　　根据合同的性质及控制所要达到的目标，合同审查重点包括：合同的合法性，包括当事人有无签订、履行该合同的权利能力和行为能力；合同内容是否符合国家法律、政策和相关制度规定，当事人的意思表示是否真实、一致，权利、义务是否平等，订约程序是否符合法律规定；合同的严密性，包括合同应具备的条款是否齐全，当事人双方的权利、义务是否具体、明确，文字表述是否确切无误；合同的可行性，包括当事人双方特别是对方是否具备履行合同的能力、条件，预计取得的经济效益和可能承担的风险，合同非正常履行时可能受到的经济损失；其他方面，包括合同主体合格性的审查、合同条款实用性的审查、权利义务明确性的审查、交易需求满足性的审查等。

　　法律顾问对合同的审查重点：关注合同整体上的合法性和规范性，降低法律风险；保证合同条款的明确性和可执行性，文字无歧义；关注违约金、罚金、适用法律、管辖范围、保密等条款。

　　法律顾问为合同的最终整体质量负责，为了当事人能够通过合同达到交易目的、有效保障权益，在法律层面，合同必须同时满足下列条件：合同主体合法存在；内容符合法律规定，或虽违法但违法成本在可以承受或可以控制的范围内；合同条款实用、能够满足需要，无实体及程序问题上的重大遗漏；双方的权利义务是明确的、可保障的，不存在严重的相互扯皮条款；合同条款能够保证委托人一方达到交易的目的。

　　流程节点：B3、F3

　　控制活动名称：合同签订

　　说明：

　　对方盖章后，承办部门持完成审核程序的"合同送审审批单"及合同文本到院长办公室办理编号、盖章手续。

　　院长办公室负责分类制定合同编号规则，并登记合同编号、对方名称、主要事项、金额、承办部门和经办人等合同要素，审核合同签订所需所有原始文档。

　　合同文本盖章前，印章管理员应认真审核各项手续是否齐全完备，合同落款处的甲乙双方名称、法定代表人或委托代理人签字、签署时间、联系电话等合同要素是否齐全；单份合同文本达两页以上的，必须加盖骑缝章。

　　（2）合同执行流程。

　　①流程图，见图 4－66。

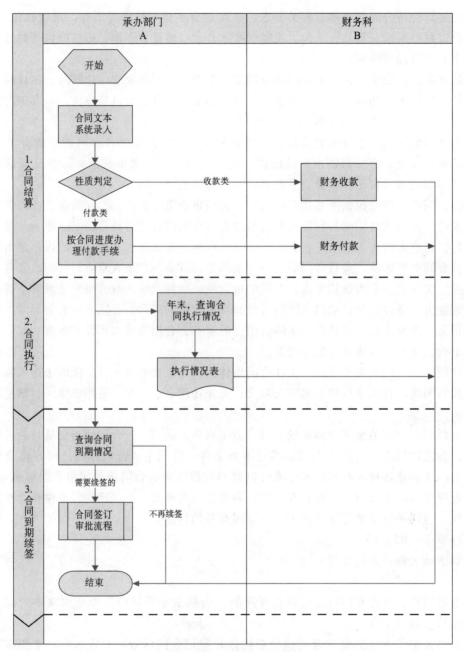

图 4 - 66　合同执行流程

②流程节点简要说明，见表 4 - 75。

表 4 - 75　　　　　　　　　　　流程节点说明简表

节点	流程简要说明	输出文件
A1、B1	承办部门合同管理员定期查看合同进度，属于收款合同，根据合同条款及时催款，款到后及时通知财务办理收款手续；属于付款合同的，财务科根据账龄提出付款申请，经相关职能部门确认，报院领导批准同意后办理付款手续	收款单据、付款单据等

续表

节点	流程简要说明	输出文件
A2	年末，承办部门对相关合同执行情况进行统计，形成执行情况表，并据此编制下年度经费支出计划，同时对合同对方履约情况做出评价	合同执行情况表
A3	合同到期，不再续签的合同，到期结束；需要续签的合同，交承办部门按合同签订审批流程办理	

③关键流程节点的详细说明。

流程节点：A1、B1、A2

控制活动名称：合同结算、执行

说明：

合同签订后即具有法律效力，双方当事人应当全面履行。

承办部门经办人员，按合同约定条款组织实施。

承办部门的合同管理员，记录合同执行情况，定期对本部门的经济合同进行清理，提示合同经办人员和对方单位及时履行合同，避免合同违约。

合同执行过程中发现对方履约困难、可能违约或已经违约的，承办部门应及时向领导报告，及时研究变更、中止合同和追究对方违约责任等事宜；因本单位原因可能违约的，承办部门须在实际违约发生之前领导报告，及时采取变更、中止合同等措施，最大限度减轻本单位责任。

变更或解除合同的，按照规定的审批权限进行审批。

4.10.8　风险控制矩阵（见表 4 - 76）

表 4 - 76　　　　　　　　　　　　　　风险控制矩阵

编号	子流程	风险点	风险点描述	控制措施	责任主体	文件依据
4.10.8.1	合同签订审批流程	合同签订未经适当审批风险	没有设置合同的审批权限，或者权限设置不合理，可能导致管理职责不明确	合同文本拟定完毕，由承办部门将合同文本电子版提交法律顾问、审计科、分管院长、院长进行初审；承办部门汇总初审意见后，形成正式的合同文本	承办部门、审计科、法律顾问、分管院长、院长	《医院合同管理制度》
4.10.8.2	合同签订审批流程	对合同对方资格审查不严风险	对合同对方的主体资格审查、跟踪不严，对方当事人不具有相应资质，导致经济合同无效或引发潜在风险	合同初稿的拟定由承办部门负责，承办科室根据前期论证、考察、洽谈结果，拟定合同初稿。在订立合同前，应严格审查对方当事人提供的主体资格、经营范围、履约能力、资信情况、委托代理权限等相关证明材料。杜绝与无资质的自然人、法人及其他组织签订合同	承办部门	《医院合同管理制度》

续表

编号	子流程	风险点	风险点描述	控制措施	责任主体	文件依据
4.10.8.3	合同签订审批流程	合同内容把关不严风险	对经济合同内容和条款审核把关不严，审批权限不清可能导致医院利益受损	合同内容应完整，合同的基本要素应齐全，即标的、数量、质量、价格或报酬、履约期限、地点和方式、违约责任、解决争议的方法等条款应当明确具体，文字表达严谨	承办部门	《医院合同管理制度》
4.10.8.4	合同执行流程	未按照合同履约风险	未能按照合同约定履行合同，可能导致医院利益受到损失或者遭受诉讼	(1) 审计科对经济合同执行情况进行监督检查，确保保质保量按期完成经济合同约定事项； (2) 付款合同根据合同约定及医院制度，按照《院长授权管理制度》由财务科根据账期付款	审计科、承办部门	《医院合同管理制度》《医院院长授权管理制度》
4.10.8.5	合同执行流程	合同履约不严风险	在合同履行过程中，合同履行监控不严，未能及时发现已经或可能导致医院利益受损的情况，或未能采取有效措施	(1) 承办部门应记录合同执行情况，定期对本部门的经济合同进行清理，提示相关人员和对方单位及时履行合同，避免合同违约； (2) 变更或解除合同的，按照规定的审批权限进行审批	承办部门	《医院合同管理制度》
4.10.8.6	合同执行流程	缺乏合同纠纷处理机制风险	未建立合同纠纷处理的有效机制，纠纷处理不当，可能导致医院利益受损	合同执行过程中发现对方履约困难、可能违约或已经违约的，承办部门应及时向财务和分管院领导报告，及时研究变更、中止合同和追究对方违约责任等事宜；因本单位原因可能违约的，承办部门在实际违约发生前向财务和分管院领导报告，及时采取变更、中止合同等措施，最大限度减轻本单位责任	承办部门	《医院合同管理制度》
4.10.8.7	合同执行流程	合同管理不规范风险	合同及相关资料的登记、归档和保管不善，导致合同及相关资料丢失，影响合同的正常履行和纠纷处理举证工作	(1) 办公室是合同管理的归口部门，负责合同的编号存档管理； (2) 承办部门、审计科、财务科分别留存合同一份	承办部门、办公室、审计科、财务科	《医院合同管理制度》
4.10.8.8	合同执行流程	合同变更未经适当审批风险	合同生效后，发现合同条款不明确的，未能及时与对方协商沟通，签订补充协议，影响合同正常履行；合同变更审批权限不合理，可能导致管理职责不明确	(1) 合同生效后，承办部门发现合同条款不明确的，应及时与对方协商沟通，提出解决方案，并及时签订补充协议； (2) 合同变更签订履行严格的审批程序，必要时由法律顾问审查合同条款	承办部门	《医院合同管理制度》

4.11　工程项目管理流程

4.11.1　概述

工程项目是指自行或委托其他单位进行的新建、改扩建以及工程修缮等活动，主要包括建筑物建造、基础设施建设、大型设备安装和工程修缮等。工程项目一般具有规模大、耗资多、周期长、技术和工艺复杂等特点。工程项目主要包括立项申请、立项审批、项目设计、预算评审、招标、施工管理、设计变更、竣工验收、结算评审、财务决算等环节。工程项目各环节要严格按照相关政策文件要求进行，遵循过程合法合规性原则、不相容职务分离原则、成本效益原则、制衡性原则，保证以达到项目立项科学合理、决策过程合法合规、建设过程安全、审核机制完善，有效预防建设过程中发生舞弊等经济问题。工程项目内部控制的重点是对基建、工程修缮等活动的全过程进行控制。

医院应根据工作实际，制订年度计划和大型维修计划。严格按照工程设计、图纸说明和国家有关规范组织施工和竣工验收。审查工程施工单位、工程预算、决算，控制投资；建立健全财务核算、材料领用等各项手续，规范建设项目支出；收集、整理工程技术资料，加强现场管理，确保施工项目的工程质量。

医院工程项目主要指使用自筹资金进行的新建、改建、扩建、拆除等施工项目，以及室内外修缮、装饰装修等。工程项目涉及咨询、测绘、造价、勘察、设计、招标、审计、工程材料、批价、施工及监理等环节。

4.11.2　主要业务范围

工程项目控制主要明确了医院工程项目管理流程的各个节点、岗位分工、管控要求，并对流程节点进行详细说明；同时，对工程项目前期环节、施工环节、变更签证审批环节、竣工验收环节的流程节点、岗位分工、管控要求进行了规范。

4.11.3　涉及的部门（岗位）及职责

本流程涉及医院基建办、招标办、财务科、审计科等科室；同时，工程项目涉及承包施工单位、设计单位、勘察单位、监理单位、造价咨询单位等。

（1）基建办。

①负责医院工程项目一体化规划统筹、设计统筹，工程项目设计一体化审查。

②负责所有设计审查，统筹初步设计和施工图设计审查工作。

③组织医院项目的前期工作和立项申报。

④拟定医院年度发展计划，组织拟定医院工程项目相关计划并监督实施。

⑤负责医院工程项目年度计划完成情况的统计、汇总、分析、评估、上报、反馈等工作。

⑥负责工程项目合同的谈判、签署和管理工作。

⑦统筹初步设计和施工图设计；负责医院基础设施建设的监督管理工作。

⑧指导监督工程施工质量，安全生产和施工现场的管理工作。

⑨承担医院工程项目招投标审查委员会日常工作。

⑩负责工程质量监督、施工安全监督及造价管理工作以及医院建设的后期维护工作。

（2）财务科。负责医院工程项目资金的预算、支付、监管等相关职责。

（3）审计科。负责医院工程项目的监督、检查、审计等职责。

（4）承包施工单位、设计单位、勘察单位、监理单位、造价咨询单位等，负责工程施工、工程设计、勘查、监理、造价咨询等职责。

4.11.4　主要风险

工程项目业务的主要风险有：

（1）立项依据不足，决策不当，审批不严，可行性研究流于形式、盲目上马，可能导致建设项目难以实现预期经济或者社会效益，甚至导致项目失败。

（2）设计方案不合理，设计深度不足，工程造价信息不对称，概预算脱离实际，建设项目质量存在隐患、投资失控以及投产后运行成本过高等风险。

（3）招标文件审核不严，存在不合理的条款要求，容易导致招标失败。

（4）没有采用恰当的招标方式，容易导致招标不规范或舞弊行为发生。

（5）招标未做到公平、合理，任意分解建设项目致使招标项目不完整，或逃避公开招标。

（6）招标时为指定单位设置资格条件、评标规则等，从而可能导致中标价格失实，中标单位实质上难以承担建设项目。

（7）招标人与投标人串通，存在暗箱操作或商业贿赂等舞弊行为。

（8）招标人与投标人私下合作围标，以抬高价格或确保中标；开标不公开、不透明，损害投标人利益。

（9）投标人资质条件不符合要求或挂靠、冒用他人名义投标等，导致工程质量难以保证。

（10）评标委员会成员缺乏专业水平，或者招标人向评标委员会施加影响，使评标流于形式。

（11）评标人员与投标人串通作弊，损害招标人利益。

（12）施工管理过程未办理施工相关手续，违规施工；施工过程监管不到位，工程质量不符合要求。

（13）项目没有按照相关规定支付资金，虚报或随意增加工程量，虚报完成额，审核不到位，存在提前支付、超额支付等现象。

（14）签证程序不合理、不科学，或未经审批，容易导致工程变更随意，影响工程质量或导致费用增加。

（15）竣工验收不规范，最终把关不严，验收质量不符合设计要求。

（16）竣工决算未经独立竣工财务决算审计，虚报竣工决算报告，决算资料不真实、不完整、不及时，可能导致竣工决算失真。

（17）未及时办理资产及档案的移交，资产未及时结转入账，可能存在账外资产等风险。

（18）原始单据不完整、不准确，不能如实反映实际情况，容易导致会计信息失真；会计核算不及时，数据不准确，容易导致项目成本不实。

4.11.5 控制目标

（1）项目立项科学合理。建设项目立项经过严格周密论证，符合国家有关投资、建设、安全、消防、环保等规定及单位内部规章制度，符合国家和单位的利益，技术上可行，能够产生预期经济和社会效益，医院还应当严格执行国家有关楼堂馆所建设的规定和资产配备标准，防止超标建设，厉行勤俭节约。

（2）决策过程合法合规。单位应当明确投资决策程序，建设项目应当实行集体决策，妥善保管决策过程的文件资料。

（3）建立与建设项目相关的审核机制。项目建议书、可行性研究报告、概预算、竣工决算报告等经由单位内部的规划、技术、财会、法律等相关工作人员或者根据国家有关规定委托具有相应资质的中介机构进行审核，出具评审意见。

（4）招标过程合法合规。依据国家有关规定组织建设项目招标工作，并接受有关部门的监督，招标采取签订保密协议，限制接触等必要措施，确保标底编制、评价等工作在严格保密的情况下进行，防止各种舞弊行为。

（5）建设过程控制有效。办理完善各项手续，避免违法建设；施工管理有序，安全质量和工程进度控制有效；严格控制工程洽商和设计变更；项目投资控制有效，加强价款支付审核，按照规定办理价款结算。

（6）竣工验收和资产移交合法合规。项目竣工后，按照规定的时限及时办理竣工结算，组织竣工结算审计，并根据批复的竣工决算和有关规定办理建设项目档案和资产移交等工作。

（7）会计核算和档案管理合理有效。根据规定建立健全建设项目核算账户，及时处理会计核算事务，保证建设项目核算真实完整和财务报告及时准确；做好相关文件、材料的收集、整理、归档和保管工作，项目竣工验收后按有关规定移交资产接收单位或者有关政府机构。

4.11.6 不相容岗位

工程项目业务的不相容岗位至少包括以下内容：（1）项目建议和可行性研究与项目决策；（2）概预算编制与审核；（3）项目实施与价款支付；（4）竣工决算与竣工审计。

4.11.7 业务流程描述

（1）工程项目立项环节流程。
①流程图，见图4-67。

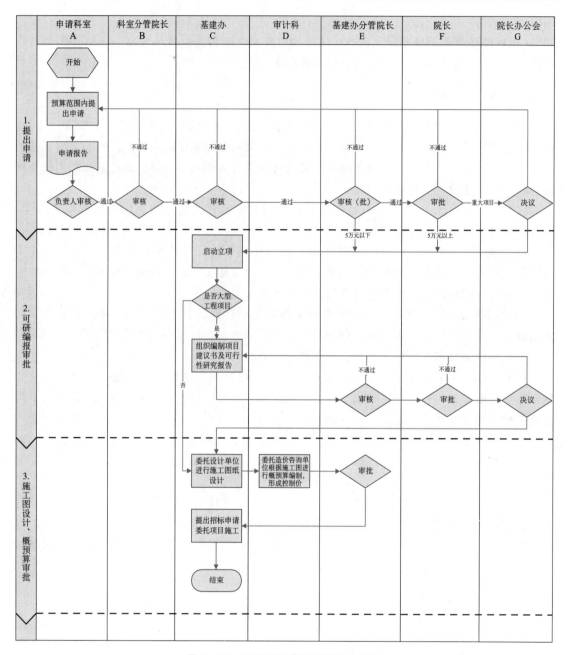

图 4 - 67　工程项目前期环节审批流程

②流程节点简要说明，见表 4 - 77。

表 4 - 77　　　　　　　　　　　**流程节点说明简表**

节点	流程简要说明	输出文件
A1	申请科室经办人根据业务需要及预算提出项目申报需求，并由科室负责人审核	项目申请报告
B1	科室分管院长对科室的申请报告的必要性、合理性进行审核	项目申请报告
C1	基建办公室负责人根据医院实际情况审核项目申请的真实性、合理性及必要性	项目申请报告

续表

节点	流程简要说明	输出文件
E1	基建办分管院长对 5 万元以下的项目立项进行审批；5 万元以上的项目审核后报院长审批	项目申请报告
F1	院长对 5 万元以上的项目的合理性、必要性、合规性进行审批；重大项目报院长办公会	项目申请报告
G1	院长办公会对重大项目的立项进行集体讨论，形成会议决议	决议文件
C2	基建办公室根据审批启动立项，属于大型基建项目的，需要基建办公室负责组织编制项目建议书、可行性研究报告等，不属于大型基建项目，由基建办公室直接负责组织进行施工图纸设计等事宜	相关报告文件
E2	基建分管院长对大型基建项目的建议书及可行性研究报告等文件资料的合理性合规性进行审核	相关报告文件
F2	院长对大型基建项目的建议书及可行性研究报告等进行审批	相关报告文件
G2	院长办公会对大型基建项目的建议书及可行性研究报告等文件资料的合规性进行集体决议，并形成决议文件	决议文件
C3	一般项目在立项申请获得审批后，大型项目在建议书及可行性研究报告获得审批后，基建办委托设计单位进行施工图纸设计	施工图
D3	审计科委托造价咨询单位根据确定的施工图进行工程概预算编制，形成控制价	概预算文件
E3	基建办分管院长对工程的概预算的合理性、合规性进行审批	概预算文件
C3	在概预算获得审批后，基建办履行招标申请程序确定施工单位进行施工	

③关键流程节点的详细说明。

流程节点：A1、B1、C1、D1、F1、G1

控制活动名称：提出申请

说明：

医院需求科室在提出项目申请需求前，必须是通过系统的调研，全面了解项目建设的情况下，确保投资项目定位准确，项目建成后取得更好的经济效益，杜绝无谓投资的发生，提高项目建设的成功率。

项目申报需求由基建办公室审核，审核重点主要是对项目建设的必要性，建设内容地点、规模、投资匡算、资金筹措以及社会效益和经济效益等进行初步分析估算。

医院按照国家有关规定严格履行项目立项审批手续。由需求科室根据实际需要向基建科提出立项申请，基建科受理后按程序报院领导批准，项目总投资在 5 万元以下的报基建分管院长审批，5 万元以上的报院长审批，重大项目的需经院长办公会集体决议并应出具可行性研究报告。

流程节点：C2、E2、F2、G2

控制活动名称：可研编报审批

说明：

基建办公室负责选定有资质的工程咨询机构作为编制项目建议书的编制机构，应选择有甲级资质的工程咨询机构负责编制。

项目建议书内容包括项目初步设想方案，对项目建设的必要性和可行性进行研究、项目建设内容、投资估算、投资方式、资金来源等进行初步估算。

项目建议书编制完成后，由分管院长审核后，提交院长办公会讨论通过，并形成决议文件，基建办公室根据批复文件，组织开展可行性研究。

可行性研究是在项目建议书被批准后，在建设项目投资决策前对有关建设方案、技术方案等进行的经济论证。

项目可行性研究报告主要对项目实施的可能性、有效性、如何实施、相关技术方案及财务效果进行具体、深入、细致的技术论证和经济评价，以求确定一个在技术上合理、经济上合算的最优方案。

在投资项目调查的基础上，通过市场分析、技术分析、财务分析和国民经济分析，对各种投资项目的技术可行性与经济合理性进行综合评价。

基建办公室应当委托工程咨询机构编制可行性研究报告，对项目在技术和经济上的可行性以及社会效益、节能、资源综合利用、生态环境影响、社会稳定风险等进行全面分析论证，落实各项建设和运行保障条件，并按照有关规定取得相关许可、审查意见。

可行性研究报告的编制格式、内容和深度应当达到规定要求，由国家发展改革委负责审批的项目，其可行性研究报告应当由具备相应资质的甲级工程咨询机构编制。

流程节点：C3

控制活动名称：施工图纸的设计与审查

说明：

施工图审查是建筑工程勘察设计质量监督管理的重要环节，是基本建设必不可少的程序；施工图设计文件报有关部门，进行结构安全和强制性标准、规范执行情况等内容的审查。

施工图设计文件，应满足采购需求，非标准设备制作和施工的需要。

施工图技术性审查应包括以下主要内容：是否符合《工程建设标准强制性条文》和其他有关工程建设强制性标准；地基基础和结构设计等是否安全；是否符合公众利益；施工图是否达到规定的设计深度要求；是否符合作为设计依据的政府有关部门的批准文件要求。

流程节点：D3

控制活动名称：概预算的审查

说明：

审查概预算的编制依据：审查编制依据的合法性，采用的各种编制依据必须经过国家和授权机关的批准，不能强调情况特殊，擅自提高概预算定额、指标或费用标准；审查编制依据的时效性，各种依据，如定额、指标、价格、取费标准等，都应根据国家有关部门的现行规定进行；审查编制依据的适用范围，各种编制依据都有规定的适用范围，如各主管部门规定的各种专业定额及其取费标准，只适用于该部门的专业工程，各地区规定的各种定额及其取费标准，只适用于该地区范围内。

审查概预算编制深度。一般大中型项目的设计概预算，应有完整的编制说明和"三级概预算"（即总概预算表、单项工程综合概预算表、单位工程概预算表），并按有关规定的深度进行编制，审查各级概预算的编制、核对、审核是否按规定编制并进行了相关的签署。

审查概预算的编制范围。审查概预算编制范围及具体内容是否与主管部门批准的工程建设项目范围及具体工程内容一致；审查分期工程建设项目的建筑范围及具体工程内容有无重复交叉，是否重复计算或漏算；审查其他费用应列的项目是否符合规定，静态投资、动态投资和经营性项目铺底流动资金是否分别列出等。

审查建设规模、建设标准（用地指标、建筑标准等）、配套工程、设计定员等是否符合原批准的可行性研究报告或立项批文的标准。

审查设备规格、数量和配置是否符合设计要求，是否与设备清单相一致，材质、自动化程度有无提高标准，引进设备是否配套、合理，备用设备台数是否恰当，消防、环保设备是否计算等。除此之外还要重点审查设备价格是否合理、是否合乎有关规定等。

审查工程量是否正确。工程量的计算是否是根据初步设计图纸、概预算定额、工程量计算规则和施工组织设计的要求进行的，有无多算、重算和漏算，尤其对工程量大、造价高的项目要重点审查。

审查计价指标。应审查建筑与安装工程采用的计价定额、价格指数和有关人工、材料、机械台班单价是否符合工程所在地（或专业部门）定额要求和实际价格水平，费用取值是否合理并审查概预算指标调整系数，主材价格、人工、机械台班和辅材调整系数是否正确与合理。

审查其他费用。对工程建设其他费用要按国家和地区规定逐项审查，不属于总概预算范围的费用项目不能列入概预算，具体费率或计取标准是否按国家、行业有关部门规定计算，有无随意列项、有无多列、交叉计列和漏项等。

（2）工程项目施工环节流程。

①流程图，见图4-68。

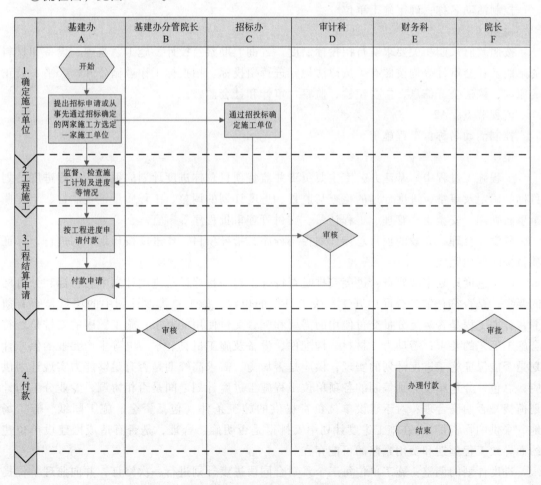

图4-68　工程项目施工环节流程

②流程节点简要说明，见表 4 - 78。

表 4 - 78　　　　　　　　　　　　流程节点说明简表

节点	流程简要说明	输出文件
A1	基建办公室负责人根据项目的要求提出招标申请，报市卫计委组织集中招标；或者从已经走完招标程序的两家施工单位中选择一家	招标申请
C1	需要招标的通过招标办进行招标确定施工单位	招标文件
A2	工程施工期间，由基建办公室全程负责施工计划的监督、检查，以及工程进度的检查与监督	相关单据文件
A3	工程施工期间，由基建办公室负责按照合同条款规定以及工程进度提出付款申请	
D3	审计科对付款申请的合规性合理性出具审计意见	审计意见
A3	审计审核后，基建办按医院规定填写付款申请，上报基建办分管院长	付款申请
B4	基建办分管院长对付款申请合理性、真实性、合规性进行审核	付款申请
F4	院长对付款申请的合理合规性进行审批	付款申请
E4	财务科出纳根据审批通过的发票等相关单据办理付款手续	付款凭证

③关键流程节点的详细说明。

流程节点：A1、C1

控制活动名称：确定施工单位

说明：

按照政府采购相关要求实行招投标制度。咨询、勘察、设计、施工、监理、设备和材料的采购及社会审计等均按照有关法律法规，进行招投标。招投标工作遵循公开、公平、公正的原则，依法公开信息，接受纪检、监察、审计和社会监督。

流程节点：A2

控制活动名称：工程施工

说明：

工程施工过程中，基建办公室主要负责并监督项目总体进度计划的编制、工程进度计划目标的确定及审批、进度计划的检查与监督、进度计划的调整、工程质量检查监督、工程质量事故处理、安全生产管理、工程计量、支付管理审批程序等事宜。

科学、合理、有效的项目总体计划控制程序，指导项目工作进度按计划顺利进行，保证项目按时保质完成。

施工进度计划审核要点：进度安排是否符合工程项目建设总进度计划中总目标和分目标的要求，是否符合施工合同中开工、竣工日期的规定；施工总进度计划中的项目是否有遗漏，分期工程是否满足分批交付使用的需要和配套交付使用的要求；施工顺序的安排是否符合施工工艺的要求；劳动力、材料、构配件、设备及施工机具、水、电等生产要素的供应计划是否能保证施工进度计划的实现，供应是否均衡、需求高峰期是否有足够能力实现计划供应；总包、分包单位分别编制的各项单位工程施工进度计划之间是否相协调，专业分工与计划衔接是否明确合理；对于建设单位负责提供的施工条件（包括资金、施工图纸、施工场地、采供的物资等），在施工进度计划中安排得是否明确、合理，是否有造成因建设单位违约而导致工程延期和费用索赔的可能存在。

进度计划的调整：施工单位每三个月对合同段进度计划进行一次修订，并向监理单位提出调整计划。修订的进度计划需要由监理单位审批并报基建办公室备案。确定的计划一般不予调整，如确实需要调整应找出调整的原因、责任。并对主要责任方提出处理意见。滞后的进度应在本年度内加以调整，确保年度工程进度计划目标的实现。

工程质量检查：工程质量是工程项目投资效益实现的主要保证，是工程项目管理的核心；在建设项目质量形成的过程中要进行全面的质量管理，即全方位、全过程、全员参与的质量控制与管理；工程项目的质量控制，应是一个全方位控制过程，项目管理人员应采取有效措施，对人、机械、材料、环境和方法等因素进行控制，以确保工程质量；监理工程师的质量控制主要围绕影响过程施工质量的因素进行；通过对工程项目工作的实施进行监督和检测，达到使施工单位形成良好完整的质量体系，完善过程控制的目的；工程监理单位应当依照法律、法规以及有关技术标准、设计文件和技术工程承包合同，代表建设单位对施工质量进行监督，并对施工质量承担监理责任；强调事先预防、有效震慑、严控规范、合理验收，对工程质量实施监督与管理；监理人员要及时把握项目的设计文件、施工技术标准和规范，以其各类质量检验文件，按照相应规范作为参考、比照，督促施工单位完善质量管理体系，对质量措施认真落实。

流程节点：A3

控制活动名称：工程结算申请

说明：

计量支付是指对承包已完成的工程进行计算和测量并办理计价支付的工程，计量支付的相关管控要求：只能对工程量清单所列项目进行计量；必须是已完工工程且工程质量检验合格；按规定需要进行合同履约评价的，已完成履约评价报告；工程变更、新增合同外项目和清单漏项等的计量支付，需按照程序办理相关审批手续，方可办理计量支付；当累计支付金额达到合同约定比例时，暂停支付，待工程完工结算且经审计专门机构审定后，再按照合同规定支付，严禁超付。

工程计量的依据：施工技术规范；工程量清单及说明；变更通知书、图纸；三方联测资料；正式下达的现场洽商记录或设计变更文件等。

每月计量审核结束后要及时将计量数据输入计量台账，以备随时查阅。做到账目平衡清晰，重要数据或临时数据要加批注，防止出错或遗忘，及时发现问题以便下期计量审核时予以修正。

计量方式采用基建办公室、监理工程师与承包人共同计量的办法，建立计量台账。

工程进度付款首先由施工单位按照规定的格式向基建办公室报送工程进度报表，报表包括施工进度、工程量清单、供应材料量、工程进度款申请、与工程量清单对应的检验批质量验收记录、隐蔽工程验收记录以及随工程进度应完善的其他技术资料；所有资料必须与现场实际相符，不得弄虚作假。

基建办公室安排监理及有关人员对上述资料初审合格后，然后组织施工、监理、甲方相关人员共同对申请付款部位进行实体质量验收，并作出质量总体评价。

质量验收完成后，由基建办公室组织施工、监理及相关人员共同对质量合格的工程量进行计量和签证复核。

质量和计量复核完成后，由基建办公室组织施工、监理及相关人员按施工进度和施工合同中有关合同价款的规定共同对工程量和取费进行审查。

根据审核后的进度付款结果和合同付款规定，由基建办公室会同施工、监理方填写工程进度款支付凭证，连同有关结算资料一起由基建办公室提出付款申请。

（3）工程项目变更签证审批流程。

①流程图，见图4－69。

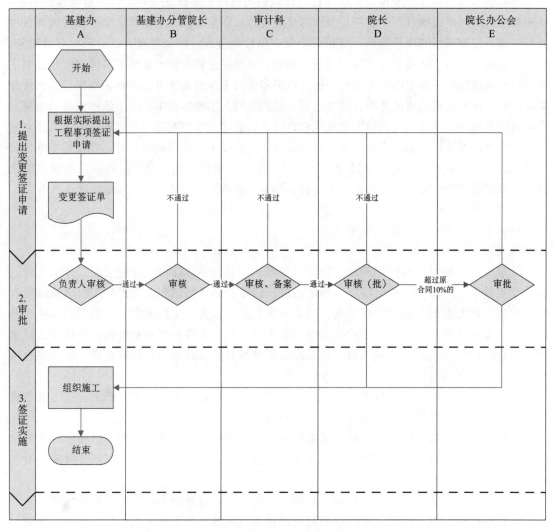

图4－69　工程项目变更签证审批流程

②流程节点简要说明，见表4－79。

表4－79　　　　　　　　　　流程节点说明简表

节点	流程简要说明	输出文件
A1	基建办公室经办人收到需要变更的事项，根据实际提出签证申请，填写"变更签证单"	变更签证单
A2	基建办负责人对变更签证事项的真实性、合理性、必要性进行审核	变更签证单
B2	基建办分管院长对变更签证的合理合规性进行审核	变更签证单
C2	审计科负责人对工程变更签证内容的真实性、合理性、合规性等方面进行审核并备案	变更签证单
D2	院长对工程变更签证事项的合理合规性进行审批	变更签证单
E2	超过原合同10％的变更项目签证需要提交院长办公会集体决议，并形成决议文件	决议文件
A3	基建办公室依据审批通过的签证单交施工单位进行施工	变更签证单

③关键流程节点的详细说明。

流程节点：A1

控制活动名称：提出变更签证申请

说明：

工程签证是施工现场发生的设计图纸和工程承包合同以外活动的证据，是工程结算的依据，需进行签证的活动包括因设计变更或院方原因造成的返工，及施工方受院方委托进行的零星工程。

基建办公室是工程签证的归口管理部门，负责与签证相关的工程量确认、审核及相关工作。

施工单位负责施工工程量的记录和工程签证的编写；监理单位负责工程签证工程量的审核。

施工单位进行的签证活动，必须由基建办公室以书面形式同意，包含但不限于"工程通知单"，施工单位方可按照要求进行施工。

工程签证的提出。施工单位根据实际施工情况编制工程签证，编制人员签字后提交至工程所在区域施工组。

工程签证要求：工程签证要求内容完整、记录真实、说明详尽、文字表述无异议、图示尺寸准确、工程量计算无差错，签证栏中要写清工程项目的所属区域名称、序号及所属合同等信息；工程用料由建设单位提供的，要在签证中注明；工程施工签证据实进行，只签证实际发生的工程量；因组织不力、违规操作等施工单位自身责任造成的费用增加项目不得以签证的形式取费；安装或拆除施工的签证要注明安装或拆除内容的名称、规格型号、数量、材质等，拆除工程签证还要附有物料退库清单，无退库清单的，按拆除物料现行市场价格在工程预算时予以扣除，拆除的废料做"垃圾"处理的，现场监工人员要出据相关证明；施工中有拆除更换内容的，拆除物料要及时退库，并办理物料退库手续，材料、配件或设备退库单要写清规格型号、数量、材质等内容；工程签证要求基建办公室、审计科、财务科、监理单位、工程审计单位、施工单位各一份，必要时可附以施工图；工程验收人员遵照公平、公正原则，做到签证准确合理，实事求是。

现场施工签证的审核：应认真审核工程签证的有关工作内容是否已包括在预算定额内，审核人员要严格把关，坚决杜绝不合规定的现场施工签证，现场施工签证项目、内容和数量要完整清楚，必须具有甲方驻工地的代表和施工单位现场负责人的双方签字，手续齐全方可生效；工程签证内容中必须明确签证的原因、位置、尺寸、数量、材料、人工、机械台班等，需要附图说明的必须要有附图，做到表述明确、字迹清晰、书写规范、签证原因充足、签证工程量准确、计量单位与清单相符；工程签证须在工程现场进行，签证必须由施工单位项目经理、总监理工程师、跟踪审计人员、基建办公室现场代表各方签名。

工程签证的审批程序：施工单位根据工程发生的实际情况，将工程签证内容及工程签证预算分别报工程监理单位和工程跟踪审计单位，进行审核；工程监理单位应及时对签证进行现场全部或者抽查复核，并签署明确的意见。

工程变更：工程变更必须坚持严格审批、规范程序的原则，严格按工程变更审批程序办理；工程变更申报方根据实际情况提出工程变更的理由和工程变更的方案，报基建办公室；基建办公室现场代表签署意见后报设计单位，设计单位审核变更方案或提出设计修改意见报工程监理单位；工程监理单位签署意见报工程跟踪审计单位，工程跟踪审计单位核定工程项目造价增减预算报基建办公室现场代表；基建办公室现场代表报基建办公室审核盖章后，流转到各相关单位实施变更并留存备案；工程变更须经基建办公室、设计单位、施工单位、监理单位、跟踪审计单位共同签字后生效。

流程节点：A2、B2、C2、D2、E2

控制活动名称：审批

说明：

工程签证采用三级审核制度，基建办公室现场人员会同监理单位现场进行过程验收、核实工程量、签字确认，对错报多报的工程量予以更正或删除。

基建办公室负责人对现场确认的签证予以审核；属于一般性项目，直接由工程审计单位审查；属于重大性项目，由财务科负责预算审核；审批后的签证由基建办公室负责通知施工单位。

由于实际需要或者设计变更，对减少或者取消某项工程的，由基建办公室进行工程签证办理，技术总负责人审批，监理单位和施工单位共同签字确认。

对于设计图纸外的工程，在签证内容完成后务必 2 个工作日内完成签证，并传递到基建办公室等相关部门，超过以上期限的不予办理签证。

（4）工程项目竣工验收流程。

①流程图，见图 4 - 70。

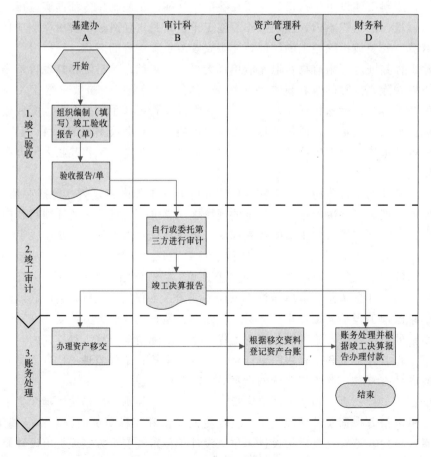

图 4 - 70 工程项目竣工验收流程

②流程节点简要说明，见表 4 - 80。

表 4 - 80　　　　　　　　　　流程节点说明简表

节点	流程简要说明	输出文件
A1	基建办公室收到施工方工程决算报告及相关签证、批价等资料文件后，负责组织竣工验收报告的编写工作	竣工验收报告/单
B2	审计科自行或委托第三方对工程进行竣工审计，出具工程竣工决算报告	竣工决算报告
A3	工程竣工后，由基建办公室负责办理资产移交手续	文件资料
C3	资产管理科根据移交的资料办理固定资产台账登记手续	
C3	财务科会计根据竣工财务决算审计报告以及工程项目相关资料进行账务处理	相关单据

③关键流程节点的详细说明。

流程节点：A1

控制活动名称：竣工验收

说明：

竣工验收指建设工程项目竣工后开发建设单位会同设计、施工、设备供应单位及工程质量监督部门，对该项目是否符合规划设计要求以及建筑施工和设备安装质量进行全面检验，取得竣工合格资料、数据和凭证；建设工程的竣工验收是工程建设全过程的最后一道程序，是对工程质量实行控制的最后一个重要环节。

竣工验收是建立在分阶段验收的基础之上，前面已经完成验收的工程项目一般在竣工验收时就不再重新验收。

工程竣工后，施工单位应当按照国家工程竣工验收有关规定，向基建办公室提供完整的竣工资料和竣工验收报告，并按照合同约定的日期和份数向基建办公室提交竣工图。

竣工日期为施工单位送交竣工验收报告的日期，需要修改后才能达到竣工要求的，应为施工单位修理、改建后提请基建办公室验收的日期。

基建办公室接到竣工验收报告后，应当根据施工图纸及说明书、国家颁发的施工验收规范和质量检验标准及时组织有关部门对工程进行验收。

验收的主要内容：工程是否符合规定的建设工程质量标准；承包人是否提供了完整的工程技术经济资料；承包人是否有建设工程质量检验书；工程是否具备国家规定的其他竣工条件。

基建办公室在验收后及时做出批准或提出修改意见；施工单位应当按照提出的修改意见进行修理或者改建，并承担由自身原因造成修理、改建的费用。

建设项目必须经竣工验收合格后，方可交付使用；没有经过竣工验收或者经过竣工验收确定为不合格的建设项目，不得交付使用。

竣工质量验收：建设单位对符合竣工验收条件的工程，组织建设单位项目负责人、监理单位总监理工程师及有关技术人员、勘察、设计单位项目负责人及施工单位技术负责人等单位有关人员组成验收组，建设单位项目负责人任验收组组长；建设单位在工程竣工验收 7 个工作日前将验收时间、地点及验收组名单书面通知质量监督机构；质量监督机构对建设单位组织的工程竣工验收组织形式、验收程序及执行验收标准等情况进行现场监督；工程竣工验收合格后，建设单位及时提出竣工质量验收报告，内容包括工程概况，建设单位执行基本建设程序情况，对工程勘察、设计、施工、监理等方面的评价，工程竣工时间、程序、内容和组织形式，形成结论性工程验收意见。

组织工程竣工验收程序：建设、勘察、设计、施工、监理单位分别向验收组汇报工程合同履约情况，及在工程建设各个环节执行法律、法规和工程建设强制性标准的情况；验收组人员审阅建设、勘察、设计、施工、监理单位的工程档案资料；实地查验工程质量；对工程勘察、设计、施工、设备安装质量，生产能力核定、竣工决算各管理环节等方面做出全面评价，形成经验收组全体人员签署的工程验收意见；参与工程竣工验收的建设、勘察、设计、施工、监理等各方不能形成一致意见时，应当协商提出解决的办法，待意见一致后，重新组织工程竣工验收。

流程节点：B2

控制活动名称：竣工审计

说明：

工程竣工后须进行竣工财务决算，竣工财务决算的条件：工程验收合格，取得质量监督部门的质量验收合格证明书，并通过竣工验收；具备完整有效的工程竣工档案资料，包括竣工图、图纸会审纪要以及工程验收资料等。

竣工财务决算的内容应包括从项目策划到竣工投产全过程的全部实际费用；竣工决算的内容包括竣工财务决算说明书、竣工财务决算报表、工程竣工图和工程造价对比分析等四个部分。

竣工财务决算时，财务部门要严格对合同进行审查、登记及清理；财务记账原始凭证逐笔审查，对发现的问题提出整改建议。

竣工财务决算报告书编制：基建办公室负责组织竣工决算报告书、竣工决算说明书、竣工决算审批表、工程概况表、工程造价与概算执行情况对比表、竣工结算汇总表等的编制；财务科负责竣工财务决算总表、资金来源情况表、资金使用情况表、交付使用资产总表、明细表等的编制；竣工决算报告书编制完成后，由审计科组织审计；竣工决算报告书完成后，报上级归口部门审批。

竣工财务决算报告完成后，再进行竣工财务决算的审查，竣工财务决算报告编制完成后，报审计科审核，重点审查要点如下：实际投资核算，包括建安工程投资、设备投资、待摊投资核算的真实和准确，待摊投资支出的合法、合规性以及分摊方法的合理性，特别是建设单位管理费、勘察设计费、土地征用费等前期费用的核算、分摊是否合法、合规；项目建设及概算执行情况，重点关注项目建设是否按照批准的初步设计概算进行；在取得项目的竣工决算表后，整理汇总一个概算与实际投资的对比明细表，将其中实际投资与概算投资出入较大的单项工程作为审查的重点，在此基础上逐项分析超概算或节约的具体内容与原因，比如是否存在概算外项目和扩大工程规模、提高建设标准的情况，有无重大工程质量事故和经济损失或投资浪费等情况；工程建设过程中建设资金到位情况等。

工程竣工结算的审查：核对合同条款，首先，应该对竣工工程内容是否符合合同条件要求，工程是否竣工验收合格，只有按合同要求完成全部工程并验收合格才能列入竣工结算，其次，应按合同约定的结算方法、计价定额、取费标准、主材价格和优惠条款等，对工程竣工结算进行审核，若发现合同开口或有漏洞，应请建设单位与施工单位认真研究，明确结算要求；检查隐蔽验收记录，所有隐蔽工程均需进行验收，两人以上签证，实行工程监理的项目应经监理工程师签证确认，审核竣工结算时应该核对隐蔽工程施工记录和验收签证，手续完整，工程量与竣工图一致方可列入结算；落实设计变更签证，设计修改变更应由原设计单位出具设计变更通知单和修改图纸，设计、校审人员签字并加盖公章，经建设单位和监理工程师审查同意、签证，重大设计变更应经原审批部门审批，否则不应列入结算；按图核实工程数量，竣工结算的工程量应依据竣工图、设计变更单和现场签证等进行核算，并按国家统一规定的计算规则计算工程量；严格执行合同约定单价。结算单价应按合同约定或招投标规定的计价定额与计价原则执行；注意各项费用计取，建安工程的取费标准应按合同要求或项目建设各项费率、价格指数或换算系数是否正确，价差调整计算是否符合要求，再核实特殊费用和计算程序，要注意各项费用的计取基数，如安装工程间接费等是以人工费为基数，这个人工费是定额人工费与人工费调整部分之和；按合同要求分清是清单报价还是套定额取费；防止各种计算误差。工程竣工结算子目多、篇幅大，往往有计算误差应认真核算，避免计算导致的多计或少算。

竣工财务决算审查完毕后，要由审计科自行或委托第三方进行竣工财务决算报告的审计。

工程项目竣工决算审计，即通过对竣工项目的决算情况进行审计，以确认项目全部基建投资支出、基本建设资金来源、基建资金结余的真实性、合法性和准确性；同时对设计概算执行情况及与实际情况进行审核、对比、分析；竣工决算审计的目标是保障建设资金合理、合法使用，客观评价投资效益，促进总结建设经验，提高建设项目管理水平。

竣工决算审计管控要点：审查项目竣工决算报告的编制情况，重点关注实际投资核算，包括建安工程投资、设备投资、待摊投资核算的真实和准确，待摊投资支出的合法、合规性以及分摊方法的合理性，特别是建设单位管理费、勘察设计费、土地征用费等前期费用的核算、分摊是否合法、合规。

审查项目建设及概算执行情况，重点关注项目建设是否按照批准的初步设计概算进行，在取得项目的竣工决算表后，整理汇总一个概算与实际投资的对比明细表，将其中实际投资与概算投资出入较大的单项工程作为审查的重点，在此基础上逐项分析超概算或节约的具体内容与原因，比如是否存在概算外项目和扩大工程规模、提高建设标准的情况，有无重大工程质量事故和经济损失或投资浪费等情况；审查建设项目资金来源，根据项目设计概算批复，审核建设资金来源是否与设计概算内容一致，工程建设过程中建设资金到位情况等；审查交付使用财产和在建工程造价真实性，重点关注交付使用财产是否真实、完整，移交手续是否齐全、合规，其中切勿忽略各类备品配件、工器具等的交付移交，同时关注大额无形资产、流动资产、铺底流动资金是否真实、正确；审查工程造价真实性和合规性，重点审查成本核算是否完整，关注有无挤占工程成本，提高工程造价，转移建设投资的问题；审查尾工工程，根据修正总概算和工程形象进度，核实尾工工程的未完工作量和投资，如是否经有关部门核实或审批，尾工工程与预留尾工资金是否相匹配，防止将概算外新增项目列作尾工项目，挤占工程投资，或者是大量预留尾工资金的情况；审查项目结余资金，审查实际投资是否控制在总投资之内，未使用的工程物资的账务处理是否得当，重点审核库存物资，防止隐匿、转移、挪用库存物资。审查是否存在虚列债权债务，隐匿、转移项目结余资金的问题。

流程节点：A3、C3、D3

控制活动名称：账务处理

说明：

基建办公室负责办理资产和工程档案移交等相关手续；实物资产移交给需求部门使用；其他项目资料档案移交资产管理科进行台账登记。

审计科负责审查交付使用资产和在建工程造价真实性，重点关注交付使用资产是否真实、完整，移交手续是否齐全、合规。

财务科根据审核通过的竣工财务决算审计报告进行账务处理。

4.11.8 风险控制矩阵（见表 4 - 81）

表 4 - 81 风险控制矩阵

编号	子流程	风险点	风险点描述	控制措施	责任主体	文件依据
4.11.8.1	工程项目立项环节审批流程	立项依据不足，未进行可行性分析，决策草率；设计方案、概预算编制规范风险	（1）立项依据不足，缺乏可行性研究或者可行性研究流于形式，决策不当、盲目上马，可能导致建设项目难以实现预期经济或者社会效益，甚至导致项目失败；（2）设计方案不合理、深度不足，概预算脱离实际，导致工程资料存在隐患或投资失控，以及投产后运行成本过高等风险	（1）项目申请需求须确保定位准确，项目建成后取得更好的经济效益，杜绝无谓投资的发生，提高项目建设的成功率；（2）项目申报需求由基建办公室审核，审核重点主要是对项目建设的必要性、建设内容地点、规模、投资匡算、资金筹措以及社会效益和经济效益等进行初步分析估算；（3）项目申报需求由基建科、分管院长审核通过后，报院长审批，重大事项提交院长办公会讨论，重点对项目建设的必要性和可行性进行讨论，并形成决议文件；（4）基建科负责委托设计单位进行施工图纸设计；审计科委托造价咨询单位依据施工图进行概预算编制，形成控制价	基建办、审计科、分管院长、院长、院长办公会	《医院基建项目管理制度》
4.11.8.2	工程项目施工环节流程	招标文件审核不严；招标方式不恰当；招标缺乏公正性	（1）招标文件审核不严，存在不合理的条款要求，容易导致招标失败；（2）未采用恰当的招标方式，容易导致招标不规范或舞弊行为发生；（3）招标未做到公平、合理或逃避公开招标；（4）招标人与投标人串通，存在暗箱操作或商业贿赂等舞弊行为；（5）投标人资质条件不符合要求或者挂靠、冒用他人名义投标等，导致工程质量难以得到保证	（1）委托招标代理机构编制招标文件和制定标底，经基建科、分管院领导审核，院长审批后，交代理机构发布招标公告，组织招标并确定中标单位；（2）凡是医院工程项目一律采用公开招标的方式，委托招标公司公开招标；（3）医院招标办负责研究决定与招标采购工作相关的重大事项；根据项目的性质和标的金额，明确招标范围和要求，规范招标程序，应当采用招标形式确定设计单位和施工单位，遵循公开、公正、平等竞争的原则，发布招标公告；（4）所有投标文件应在规定的投标截止前，由投标单位按规定格式密封送到招标办指定的地点保存；投标时应向招标单位提供投标文件正本一份和副本若干份，评标时一律以正本为准；（5）符合资质等条件要求的法人，方可参加投标。投标方应在招标文件规定的时间和地点索取招标文件	招标办	《医院基建项目管理制度》

续表

编号	子流程	风险点	风险点描述	控制措施	责任主体	文件依据
4.11.8.3	工程项目变更签证审批流程	变更签证不合理、不规范、审核不严	变更签证程序不合理、不科学，或未经审批，容易导致工程变更随意，影响工程质量或导致超概预算列支	变更项目须经基建办分管院长审核，经审计科审计监督，院长审批，变更事项超合同标的10%以上的，须上会集体研究决策	基建办、审计科、基建办分管院长、院长	《医院基建项目管理制度》
4.11.8.4	工程项目竣工验收流程	竣工验收不规范；竣工决算不规范；未及时办理资产移交；会计核算不规范	(1) 竣工验收不规范、把关不严，项目质量不符合设计要求；(2) 竣工决算未经独立竣工财务审计，虚报竣工决算报告，决算资料不真实、不完整、不及时，可能导致竣工决算失真；(3) 未及时办理资产及档案的移交，资产未及时结转入账，可能存在账外资产等风险；(4) 原始单据不完整、不准确，不能如实反映实际情况，容易导致会计信息失真；会计核算不及时，数据不准确，容易导致项目成本不实	(1) 基建办及时组织设计、施工、监理等单位对工程项目进行竣工验收，确保项目质量符合设计要求，施工单位提交的决算申请必须有监理等外部单位意见；(2) 审计科负责自行或委托第三方出具竣工决算审计报告；(3) 验收合格的工程项目，及时编制财产清单，办理资产移交手续；同时妥善保管相关记录、凭证，确保相关材料完整齐备；(4) 财务科认真审核工程项目相关手续，归集工程项目成本，并进行账务处理	基建办、审计科、财务科	《医院基建项目管理制度》

4.12 科研专项管理流程

4.12.1 概述

科研专项是指利用医院自有资金、财政拨款、各级科技部门提供的课题经费及其他自筹资金，在特定的时间内，进行课题研究和学科建设等的一系列活动，旨在促进医学发展、提高医疗质量、培养医学人才。医院科研经费的管理与使用，要严格按照国家有关财务规章制度的要求，坚持实事求是、精打细算、合理安排的原则。凡列入医院计划管理的各项科研经费，必须做到专款专用，财务科须单独设账核算。医院配套经费在上级所拨经费使用完成后启用。

科研经费实行课题制和项目负责人制管理。科研项目在研究过程中确因经费不足难以完成所承担项目的，课题承担者按要求报医院批准，医院可视具体情况追加经费。

4.12.2　主要业务范围

科研专项控制主要明确了医院科研专项资金管理流程的各个节点、岗位分工、管控要求，并对流程节点进行详细说明；同时，对专项资金管理的流程节点、岗位分工、管控要求进行了规范。

4.12.3　涉及的部门（岗位）及职责

（1）科研科。

①负责重点学科、优秀人才培养、中医发展基金、科研等项目的申报、报批以及使用管理。

②负责进行预算项目支出绩效评价，并出具绩效评价报告。

（2）财务科。

①对专项资金进行支付、监督以及会计核算。

②监督、指导科教科对专项资金的使用管理。

（3）学术/伦理委员会。负责对业务科室申报的项目的立项进行评审。

（4）院领导。负责对本单位有关部门专项资金项目的立项、预算、配套资金及支出报销事项进行审批。

4.12.4　主要风险

（1）项目立项不严谨，缺乏合理性、科学性，不符合实际情况，导致项目夭折，或设备闲置，造成资金的损失浪费，且不能发挥效益。

（2）科研经费未做到专款专用，存在合规风险。

（3）科研经费使用不严格，未经审批或审批程序不合理，导致被冒领、套取风险。

（4）账目管理不规范，未实行单独核算，专账管理，致使账目不清晰或资产未及时入账风险。

4.12.5　控制目标

（1）项目立项不严谨，缺乏合理性、科学性，不符合实际情况，可能导致项目夭折，或设备闲置，造成资金的损失浪费，不能发挥效益。

（2）科研经费使用合规，做到专款专用。

（3）科研经费独立核算，账目清晰，一目了然。

4.12.6　不相容岗位

科研专项不相容岗位至少包括以下内容：（1）专项资金的申请与审批；（2）专项资金

的审批与支付；（3）专项资金的管理与使用。

4.12.7　业务流程描述

（1）科研专项（课题、重点学科优秀人才）资金流程。

①流程图，见图 4 - 71。

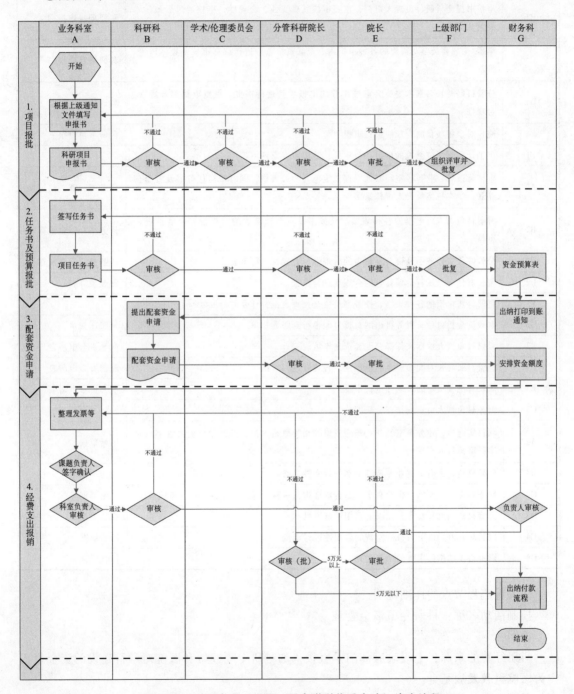

图 4 - 71　科研专项（课题、重点学科优秀人才）资金流程

②流程节点简要说明，见表 4 - 82。

表 4 - 82　　　　　　　　　　　　流程节点说明简表

节点	流程简要说明	输出文件
A1	业务科室经办人根据上级文件填写相关申报表格	科研项目申报书
B1	申报书提交科研科负责人审核，主要审核其真实性、合规性，审核通过后报学术委员会审核	科研项目申报书
C1	学术/伦理委员会对提交的各种申报内容及其资格条件进行认真审核并集体讨论、推荐	科研项目申报书
D1	分管科研院长对学术委员会审核推荐的申报项目进行审批，重点审核其合理性、合规性	科研项目申报书
E1	院长对申报项目的合规性进行审批	科研项目申报书
F1	市卫计委对医院上报的申报项目审核，并组织专家评审	
A2	审核通过后，业务科室经办人根据规定填写相关表格，同时填写任务书及资金预算表，经本科室负责人审核签字	任务书、资金预算表
B2	科研科负责人对申报的各种表格、任务书及资金预算表的合理性、合规性进行审核	任务书、资金预算表
D2	分管院长对任务书及资金预算表的合理性、合规性进行审核	任务书、资金预算表
E2	院长对任务书及资金预算表的合规性进行审批	资金预算表
F2	科研科将申报的各种表格、任务书及资金预算表报卫计委进行批复	
G3	财政资金拨付后，财务科出纳负责打印银行到账通知单	到账通知单
B3	科研科负责人根据文件提交配套资金申请表	配套资金申请表
D3	分管科研院长对配套资金的合理性、合规性进行审核	配套资金申请表
E3	院长对配套资金的合规性进行审批	配套资金申请表
G3	财务科负责人负责安排资金额度	
A4	项目实施后，业务科室经办人整理发票等相关原始单据，经课题负责人签字后报本科室负责人审核	原始单据
B4	科研科负责人对单据业务及其金额的真实性、必要性、合理性进行审核	原始单据
G4	财务科会计对原始票据的真实性、合规性进行审核，并经财务科负责人审核签字	原始单据
D4	分管科研副院长对 5 万元以下费用进行审批	原始单据
E4	院长对 5 万元以上的科研经费的合规性进行审批	原始单据
G4	财务科出纳按照审批的单据付款	付款凭证

③关键流程节点的详细说明。

控制活动名称：科研专项资金管理

说明：

科研经费的来源：上级政府部门垂直拨入的科研专项经费和医院对学科建设的资金投入作为医院科教发展基金。

科研经费的使用项目：为科研活动而发生的立项评审费、鉴定评审费、奖励评审费、检索（查新）费、差旅费、资料费、材料制作费、论文发表（版面）费及审稿费等。

　　科研经费的管理使用范围包括学科建设及科研课题配套经费及高层次人才科研配套经费，具体办法为：重点学科（重点实验室）和特色专科建设经费，按照上级部门资助款项的 1:1 比例匹配，上级立项有经费资助的科研课题的配套经费（不包括横向课题），国家级和省部级课题者按照 1:1 匹配，厅市级按照 1:0.5 匹配，上级立项无资课题的给予科研启动经费（不包括横向课题），省部级 1.5 万元，厅市级 1.0 万元，局级 0.5 万元，完成项目并通过验收者，省部级另外追加课题经费 1.5 万元，厅市级 1.0 万元，局级 0.5 万元；国家有突出贡献的中青年专家、国家"百千万"工程一二层次人员、国家重点实验室学科带头人、长江学者，给予一次性 100 万元的配套基金；省级各类人才按照所承担的科研课题给予课题配套经费；引进的首席专家、特聘专家，视具体情况给予一定的科研启动基金，引进的特殊人才（经院长办公会和院学术委员会研究确定者），一次性给予 3 万元的科研启动基金，上述人才 3 年内仍未获得厅市级以上科技计划项目者，医院将收回基金；分配或调入医院的统招博士（不包括只取得学位者），一次性给予 2 万元科研配套基金，3 年内仍未获得厅局级科研立项者，医院将收回基金；在岗的博士、硕士生导师按其所主导的学生人数一次性给予科研经费补贴，每带教一名统招博士研究生给予补贴 1 万元，统招硕士研究生给予补贴 3000 元，在职博士研究生给予补贴 5000 元，在职硕士研究生给予补贴 1000 元。

　　专项资金的使用管理坚持"预算管理、分项安排、权责明确、专款专用、程序规范"的原则。

　　专项资金纳入财务科统一管理，确保专款专用，单独核算。

　　加强对专项资金的审核，规范使用专项资金，保障专项资金安全和合理有效使用，遵循"专款专用、单独核算"的原则；必要时，对专项资金单独设立账户或专户，按年度、项目、资金类别等进行总分类核算和明细分类核算。

4.12.8　风险控制矩阵（见表 4 - 83）

表 4 - 83　　　　　　　　　　　　　风险控制矩阵

编号	子流程	风险点	风险点描述	控制措施	责任主体	文件依据
4.12.8.1	科研专项资金流程	项目报批风险	项目报批缺乏合理性、科学性，不符合上级要求，将导致项目实施流于形式，达不到预期效果，项目不能发挥其效能	业务科室经办人根据上级文件申请专项资金，提交科教科审核，科教科负责有关项目资金的审核报批工作	科研科	
4.12.8.2	科研专项资金流程	项目资金使用风险	(1) 项目资金使用未经审批，或审批程序设置不合理，导致项目资金使用不严格；(2) 缺乏专项资金实施过程中的监督，会导致资金挪作他用，不能发挥其效能	专项资金使用时，由业务科室经办人负责整理相关单据，经本科室负责人、科教科负责人、财务、分管院长审核，院长审批后，到财务办理支付手续	科研科、财务科	
4.12.8.3	资金支付风险	资金支付风险	未严格按照审批结果办理资金支付，导致资金支付不合规	专项资金由财务科统一专户监管，依据审批通过的原始单据办理专项资金支付手续	财务科	

4.13　退费管理流程

4.13.1　概述

医院的退费业务主要包括门诊退费和住院退费两种情况。

4.13.2　主要业务范围

退费管理主要明确了医院退费业务流程的各个节点、岗位分工、管控要求，并对流程节点进行详细说明。同时对已结算出院退费、未结算出院退费、门诊（普通）退费、门诊（大病）退费、门诊生育保险报销的流程节点、岗位分工、管控要求进行了规范。

4.13.3　涉及的部门（岗位）及职责

（1）临床科室职责。
①负责审核住院退费原因。
②负责开具退药处方。
③负责根据实际情况进行出院退费的修改并审核记账。
（2）住院处职责。负责核对并收回住院退费发票，办理结算、退费手续。
（3）门诊收款处。负责审核门诊退费原因，并办理退费手续。
（4）医保办职责。
①负责审核住院退费原因，并恢复在院状态。
②负责审核费用项目是否纳入医保范围之内，是否医保支付等内容

4.13.4　主要风险

（1）退费流程不规范，导致重复退费风险。
（2）退费程序繁杂，效率低下，导致服务质量降低，满意度降低。

4.13.5　控制目标

（1）规范门诊、住院退费流程，杜绝重复退费。
（2）简化退费程序，提高服务质量，增加满意度。

4.13.6　不相容岗位

退费业务的不相容岗位至少包括以下内容：（1）退费审批与退费执行岗位分离；（2）收款与复核岗位分离。

4.13.7　业务流程描述

（1）出院退费审批流程——已结算。
①流程图，见图4-72。

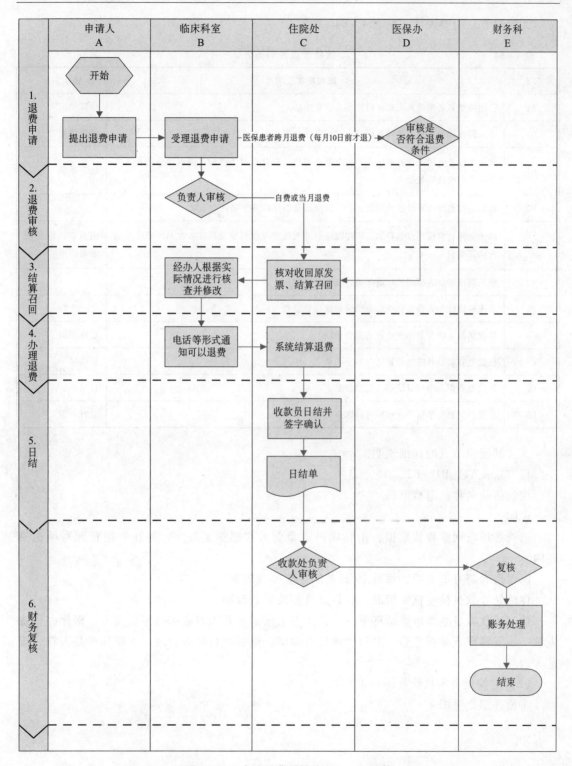

图 4-72　出院退费审批流程——已结算

②流程节点简要说明，见表 4 - 84。

表 4 - 84 流程节点说明简表

节点	流程简要说明	输出文件
A1	已出院结算的申请人向临床科室提出退费申请	结算单据
B1	临床科室收到申请人的退费申请，进行审核，报负责人审核	结算单据
D1	属于医保患者的医保办审核是否符合退费条件，符合退费条件的，由医保办负责人签字审核后交住院处处理	结算单据
B2	临床科室负责人审核退费原因，符合医院退费条件的签字确认	
C3	属于全额自费或当月退费的，由住院处经办人负责在收回原发票后，在 HIS 系统里进行结算召回	山东省医疗住院收费票据
B3	临床科室经办人根据实际情况进行核查并修改	
B4	临床科室经办人修改完毕后电话通知住院处退费	
C4	住院结算室收款员办理结算、退费手续	结算单据
C5	住院处收款员日终办理日结并签字确认	日结单
C6	住院处负责人审核日结单及退费情况	日结单
E6	财务科对相关单据等复核后进行账务处理	结算单据

③关键流程节点的详细说明。

程节点：A1、B1、B2、D1、C3

控制活动名称：退费审核

说明：

退费必须收回原收款票据，由临床科室负责人在票据上签字，并在票据背面写明退费原因。

医保患者跨月退费的，每月 10 日前的才能办理退费。

住院处收款员检查核实情况，并负责将相关发票收回。

住院处收款员办理退费结算手续时，重点审核退费是否有临床科室负责人、医保办负责人签字；资料记录是否完整；退费手续是否健全；退费项目是否合理；发票作废是否符合规范等内容。

（2）出院退费审批流程——未结算。

①流程图，见图 4 - 73。

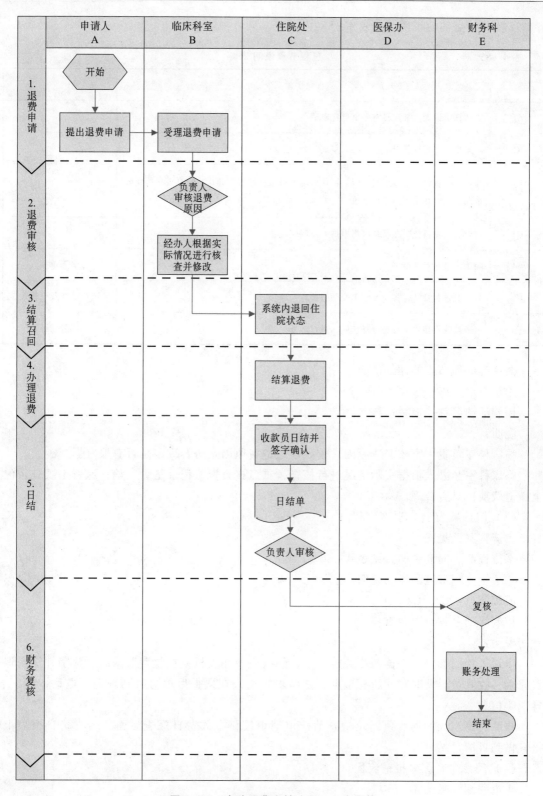

图 4 - 73　出院退费审批流程——未结算

②流程节点简要说明，见表 4 - 85。

表 4 - 85　　　　　　　　　　　　　流程节点说明简表

节点	流程简要说明	输出文件
A1	未结算申请人向临床科室提出退费申请	
B1	临床科室受理退费申请交负责人审核	
B2	临床科室负责人审核退费原因，符合医院退费条件的签字确认，经办人根据实际情况核查并在系统内进行修改	
C3	住院处收款员负责在系统内将申请人拉回住院状态	
C4	收款员进行退费结算	结算单据
C5	收款员进行日结，打印日结单交部门负责人审核	结算单据及日报表
E6	财务科收到相关单据进行复核后，进行账务处理	记账凭证

③关键流程节点的详细说明。

流程节点：B2

控制活动名称：退费审核

说明：

临床科室负责人审核退费原因，重点审核退费原因是否合理，是否有根有据。

临床科室经办人根据实际情况进行核查，重点核查资料记录是否完整；退费手续是否健全；退费项目是否合理。

（3）门诊（普通）退费流程。

①流程图，见图 4 - 74。

②流程节点简要说明，见表 4 - 86。

③关键流程节点的详细说明。

流程节点：B2、C2、D2、E3

控制活动名称：退费审核

说明：

申请人持门诊收费票据及相关检查单，经医生及相关科室在收费票据后面签字并注明退费原因，收款员退费时收回所有票据，并要求申请人在票据后填写收到现金、电话、签字、日期等信息。

收款员将当天的退费票据及检查治疗申请单装订在收费日报表后面，随收费日报表上报，做到日清月结。

（4）门诊生育保险报销流程。

①流程图，见图 4 - 75。

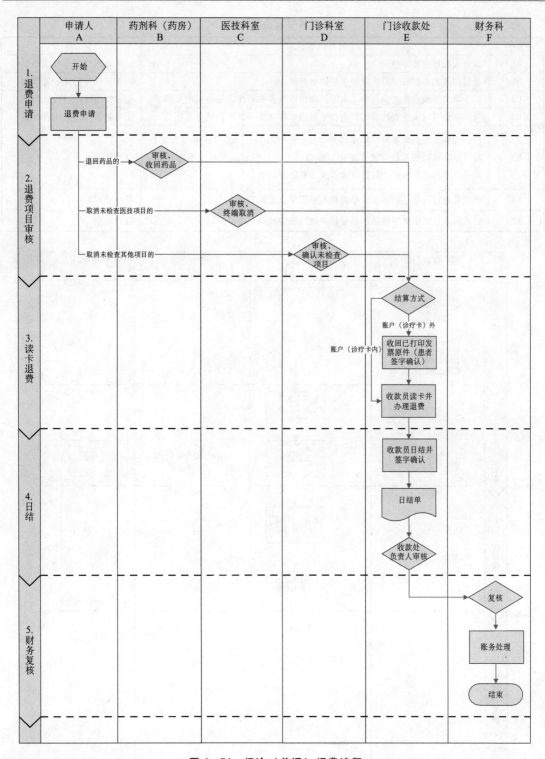

图 4-74 门诊（普通）退费流程

表 4－86   流程节点说明简表

节点	流程简要说明	输出文件
A1	申请人提出退费申请	山东省医疗门诊收费票据
B2	退回药品的由药房进行审核签字并收回药品	山东省医疗门诊收费票据
C2	属于取消未检查医技项目的，由医技部门审核并在系统内进行取消并签字	山东省医疗门诊收费票据
D2	属于取消其他未检查项目的，由门诊科室审核并在系统内取消并签字	山东省医疗门诊收费票据
E3	门诊收款员根据患者的结算方式差别分别进行处理，原诊疗卡外结算的核对单据，审核相关科室是否签字，并收回发票，患者在发票上签字确认；原诊疗卡内结算的收款员进行读卡操作并办理退费	退费单据
E4	收款员进行日结，打印日结单及相关单据交负责人审核	日结单
F5	财务科收到日结单等表格单据复核并进行账务处理	退费单据

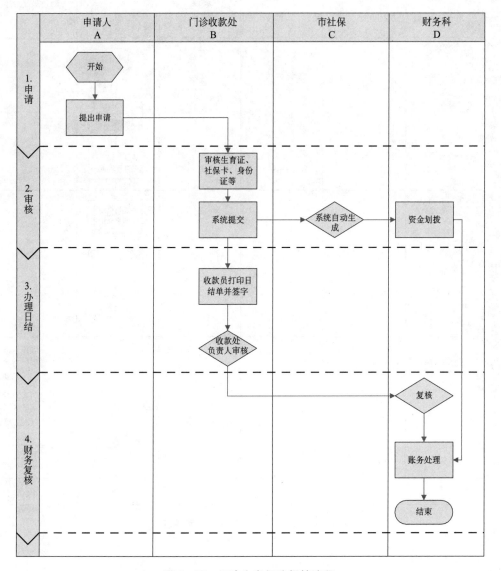

图 4－75   门诊生育保险报销流程

②流程节点简要说明，见表 4 – 87。

表 4 – 87　　　　　　　　　　　　　流程节点说明简表

节点	流程简要说明	输出文件
A1	申请人提出申请	
B2	门诊收款处审核生育证、社保卡、身份证等，收款员将信息录入社保系统并进行系统提交	
C2	系统根据保险政策自动生成社保承担的金额	
D2	财务科收到社保结算的生育保险划拨款项	
B3	收款员日终打印日结单，并签字确认，交负责人审核	
D4	财务根据社保划款单据及收款员日结单等单据进行账务处理	记账凭证

③关键流程节点的详细说明。

流程节点：B2

控制活动名称：生育保险审核

说明：

计划内生育发生的诊疗费用、计划生育手术发生的诊疗费用等符合生育保险基金支付范围的，由社会保险经办机构按规定予以支付，超出部分个人自付。

生育职工进行妊娠期检查、保胎治疗、分娩或产后产褥病症治疗的，需携带本人劳动和社会保障卡、居民身份证和计划生育部门签发的《计划生育服务手册》或《生育证》；施行流产、引产计划生育手术的，携带本人劳动和社会保障卡、居民身份证、《结婚证》和所在单位出具的《××市城镇职工生育保险计划生育手术证明信》（网上下载或各经办机构领取）；施行放环、取环手术的，携带本人劳动和社会保障卡、居民身份证，到生育保险协议服务机构进行享受生育保险待遇的资格确认。

职工在生育保险协议服务机构发生的诊疗费用，直接与医疗服务机构结算，符合生育保险基金统筹范围的费用，由生育保险协议服务机构按月与社会保险经办机构进行结算，超出生育保险基金支付范围和支付标准的部分，由个人负担。

4.13.8　风险控制矩阵（见表 4 – 88）

表 4 – 88　　　　　　　　　　　　　风险控制矩阵

编号	子流程	风险点	风险点描述	控制措施	责任主体	文件依据
4.13.8.1	出院退费审批流程、门诊退费流程	退费原因不明	退费原因审核不严，将导致退费频繁或者乱退费现象发生	（1）住院结算室退费，必须由临床科室负责人审核退费原因，同时交医保办审核是否符合退费条件； （2）门诊退费，必须由门诊医生审核退费原因并在发票上签字确认	临床科室负责人、门诊医生	

续表

编号	子流程	风险点	风险点描述	控制措施	责任主体	文件依据
4.13.8.2	出院退费审批流程、门诊退费流程	存在重复退费	退费单据审核不严，将导致退费单据有遗漏，作废发票不完整，易导致重复退费现象发生	收款员负责认真核对相关信息是否一致，核查相关退费单据是否完整，退费原因是否已经审批	收款员	
4.13.8.3	出院退费审批流程、门诊退费流程	退费手续不规范	退费手续不完整，易导致乱退费现象发生	申请人在收费票据后面签字并注明退费原因，收款员退费时收回所有票据，并要求申请人在票据后填写收到现金、电话、签字、日期等信息	申请人、收款员	

4.14　公文管理流程

4.14.1　概述

医院公文管理业务是指公文从形成、运转、办理、传递、存贮到转换为档案或销毁的一个完整过程中，以特定的方法和原则对公文进行创制加工、保管处理，使其完善并获得功效的行为或过程。

4.14.2　主要业务范围

公文管理主要明确了医院公文管理业务部分流程的各个节点、岗位分工、管控要求，并对流程节点进行详细说明。同时，对电话来访处理流程、行政督办流程、院长办公会议题提报流程、总结与计划报告的流程节点、岗位分工、管控要求进行了规范。

4.14.3　涉及的部门（岗位）及职责

（1）相关科室。
①对院领导批示或交办的事项进行处理，并在规定的时间内回复处理结果。
②对需要上会的议题进行提报。
③按规定编制总结和计划报告，并上报。
（2）办公室。办公室是公文管理的归口部门，负责公文事项的上传下达，并进行公文的档案管理。
（3）院领导。
①对公文上报事项及处理结果进行审核审批。
②负责召集院长办公会议，对上会内容进行表决。

4.14.4　主要风险

（1）未按照规定程序进行流转，或者流转分发不及时，导致工作效率降低，不能按时完成领导交办的任务。

（2）公文处理不规范，可能导致信息失真，内容泄密。

4.14.5　控制目标

（1）严格按程序和规定进行，必须做到准确、及时、安全、保密。

（2）公文处理工作科学化、规范化，确保工作正常、有序、高效运转。

4.14.6　不相容岗位

公文管理业务的不相容岗位至少包括以下内容：（1）公文管理执行与公文管理审批岗位分离；（2）公文管理监督与公文管理执行岗位分离。

4.14.7　业务流程描述

（1）公文管理——电话来访处理流程。

①流程图，见图 4-76。

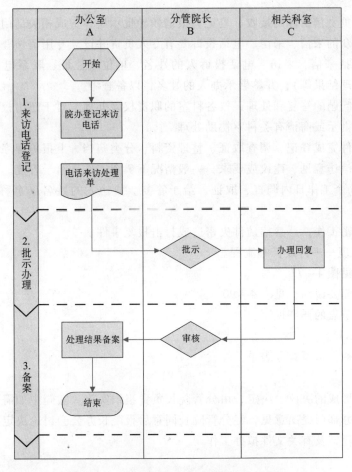

图 4-76　公文管理——电话来访处理流程

②流程节点简要说明，见表4－89。

表4－89 流程节点说明简表

节点	流程简要说明	输出文件
A1	院办公室接访人员接到来访电话进行登记并填制电话来访处理单，报分管院长	电话来访处理单
B2	分管院长根据来访内容批示相关科室进行处理	电话来访处理单
C2	相关科室根据分管院长的批示进行相关处理并及时回复	电话来访处理单
B3	分管院长对回复的时间及内容进行审核	电话来访处理单
A3	办公室接访人员对处理回复结果进行备案	电话来访处理单

③关键流程节点的详细说明。

流程节点：B2、C2

控制活动名称：批示办理

说明：

医院办公室负责信访件的接收、登记，报请领导批示后，责成相关部门具体办理。

各科室对群众的来信、来访、电话投诉要有专人负责并设立专用信访登记本逐件进行登记（登记内容包括来信、来访、电话投诉人的姓名、单位或住址、联系电话，反映的主要问题和要求及处理结果等），并签署承办人的姓名，以备查考。

对群众提出问题的答复和处理，按各科室的职责权限办理。对于超出权限的问题，以书面形式呈请领导批示或商请有关科室协助处理。

对重要信访件完成登记、调查取证、整理资料、分类归档、上报等程序。

医院对各类信访意见、建议或要求，一般情况下7个工作日给予答复。重要

信访件在15个工作日内调查、取证，给予答复。信访人的姓名（名称）、住址不清的除外。

做好信访保密工作，严禁信访件失密造成打击报复事件。

（2）公文管理——行政督办流程。

①流程图，见图4－77。

②流程节点简要说明，见表4－90。

③关键流程节点的详细说明。

流程节点：A1

控制活动名称：填写督办表单

说明：

院长办公会形成的决议、决定，由分管院长负责组织实施。实施中如需变更、调整原方案，应由事项主办部门提出意见，经分管院长同意后报院长办公会讨论决定。办公室负责会议决议的督办、反馈及有关文件拟办工作。

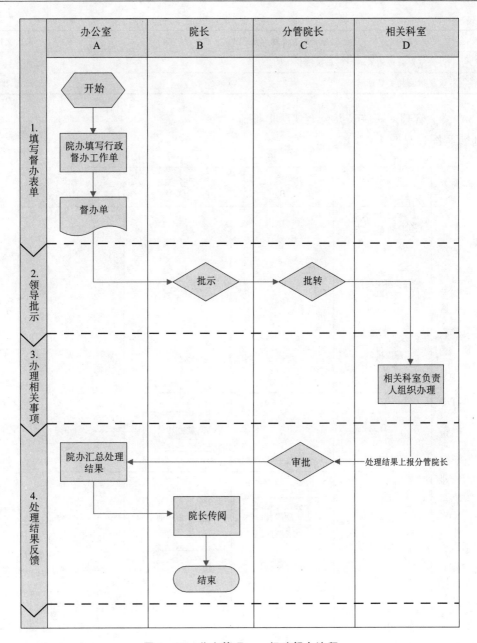

图 4 – 77 公文管理——行政督办流程

表 4 – 90   **流程节点说明简表**

节点	流程简要说明	输出文件
A1	院办公室根据工作需要填写行政督办工作单，报院长批示	督办单
B2	院长对相关督办工作进行批示，安排相关分管院长进行处理	督办单
C2	相关分管院长对督办工作进行批示，并安排相关科室进行处理	督办单
D3	相关科室的负责人负责具体组织办理相关督办事项，并将结果上报分管院长	督办单
C4	分管院长对相关科室的处理结果进行审批后送院办	

续表

节点	流程简要说明	输出文件
A4	办公室对督办结果进行汇总报院长传阅	
B4	院长审阅相关处理结果	

（3）公文管理——院长办公会议题提报流程。

①流程图，见图4-78。

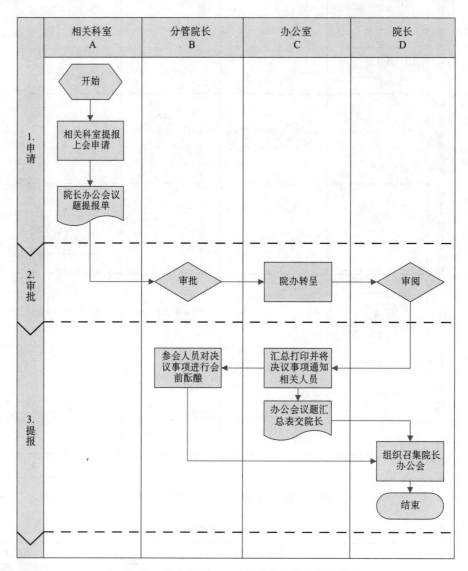

图 4-78 公文管理——院长办公会议题提报流程

②流程节点简要说明，见表4-91。

表 4 - 91 流程节点说明简表

节点	流程简要说明	输出文件
A1	相关科室根据工作需要提报上会申请，填报院长办公会议题提报单报分管院长	院长办公会议题提报单
B2	分管院长对提报的议题的必要性合理性进行审批	院长办公会议题提报单
C2	经过分管院长审批的议题经院办转呈院长审阅	院长办公会议题提报单
D2	院长对院办呈报的议题进行审阅批示	院长办公会议题提报单
C3	院长办公室对院长审阅完毕的议题进行汇总打印形成办公会议题汇总表交院长；院办同时将需决议议题通知各参会人员	办公会议题汇总表
B3	各相关参会人员对通知需要决议的议题进行会前酝酿	
D3	院长根据办公会议题汇总表组织召开院长办公会	

③关键流程节点的详细说明。

流程节点：A1

控制活动名称：申请

说明：

院长办公会的主要任务：贯彻落实上级指示精神，听取行政职能部门重要工作汇报，研究医疗、教学、科研、行政、后勤、人事等工作中的重要问题，并做出相应决策。凡属医院"三重一大"的事项均需集体研究决策。

院长办公会主要议事范围包括：贯彻落实国家卫生路线、方针、政策，上级有关部门重要会议及文件精神，落实医改有关政策措施；医院功能定位、学科布局与学科发展、国内外交流与合作方面的重要事项；医院中长期发展规划，年度工作计划及重要工作；医院机构设置、调整及人员编制、岗位设置、职称、岗位聘任、绩效管理考核办法、薪酬分配方案等涉及职工切身利益的重大事项；对医院资产规模、资本结构以及设备、技术状况等产生重要影响的项目设立和安排，包括工程建设、房屋装修和修缮计划，重要设备和技术引进，对外合作，国有资产处置，后勤等服务外包，药品、设备、耗材、试剂和大宗物资采购等，科研资助项目评选以及其他重大项目安排事项；由医院决定调动和使用，大额专项经费、采购项目、建设项目、重大活动项目、年度预算计划安排、调整，预算执行情况以及其他大额度资金使用事项；医院行政管理、业务工作中的重要问题；医院重大突发事件的处理；需要院长办公会集体研究决定的其他事项。

提交院长办公会讨论的议题，必须事先由分管院长组织议题申请部门深入调查研究，广泛征求各方面意见。必要时委托专门机构进行专家论证、风险评估或合法性审查，以确定较为完善的方案。对需要进行多个方案比较研究或者争议较大的事项时，应拟定两个以上可供选择的决策备选方案。

院长办公会议题和论证方案务必于会议召开前至少一天报院办，院办负责汇总，按程序审议通过后方可列入正式议题。临时动议的事项，办公会原则上不予讨论，特殊情况需经主持人批准。

（4）公文管理——总结与计划报告流程。

①流程图，见图 4 - 79。

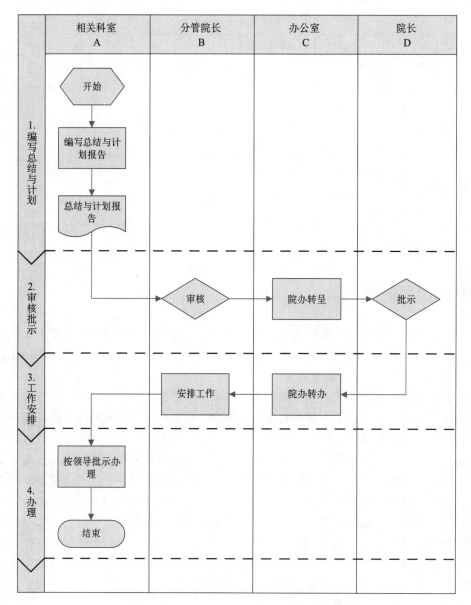

图4-79 公文管理——总结与计划报告流程

②流程节点简要说明，见表4-92。

表4-92 流程节点说明简表

节点	流程简要说明	输出文件
A1	相关科室负责人编写总结与计划报告，报分管院长	总结与计划报告
B2	分管院长对总结与计划报告进行审核后，交院长汇总	总结与计划报告
C2	院长办公室把收到的总结与计划报告转呈院长	总结与计划报告
D2	院长收到总结与计划报告后，进行审阅批示	总结与计划报告
C3	院长办公室将院长批示的总结与计划报告转相关分管院长	总结与计划报告
B3	相关分管院长根据院长批示的总结与计划报告安排工作	总结与计划报告
A4	相关科室收到院长批示的总结与计划报告后，按照批示办理	总结与计划报告

③关键流程节点的详细说明。

流程节点：A1

控制活动名称：编写总结与计划

说明：

为了更好地完成医院的工作目标，医院各科室应定期编写总结与计划，并按规定程序上报。特殊事项的请示报告，按照《请示报告制度》执行。

4.14.8　风险控制矩阵（见表 4 - 93）

表 4 - 93　　　　　　　　　　　　　风险控制矩阵

编号	子流程	风险点	风险点描述	控制措施	责任主体	文件依据
4.14.8.1	公文管理——电话来访处理流程	电话来访处理不及时风险	电话接访无归口部门，接访后处理不当，不能及时反馈，致使医院声誉受损及可能造成经济损失	（1）院长办公室为接访的归口部门，并制定了《信访工作制度》；（2）院办接到电话来访后，填制电话接访处理单，并直接请示领导审批，由领导安排相关科室进行处理，并将处理结果反馈至院办；（3）各责任科室设置接访电话登记簿，对接访内容及处理结果进行登记	院办、相关科室、分管院长、院长	《医院信访工作制度》
4.14.8.2	公文管理——行政督办流程	行政督办不力风险	院办决议事项未设置专人督办，致使决议事项不能得到很好的处理，影响工作效率及工作进度	院长办公会形成的决议、决定，由分管院长负责组织实施。院办负责会议决议的督办、反馈及有关文件拟办工作	院办、分管院长、院长、相关科室	《医院院长办公会会议制度》
4.14.8.3	公文管理——院长办公会议题提报流程	院长办公会议题提报混乱	院长办公会议题提报未设置相应的范围及流程，会议议题未进行充分论证，致使院长办公会流于形式	医院制定了《院长办公会会议制度》对议题的范围及提报程序进行了规定，由分管院长审核，院长办公室对提报的议题进行汇总	院办、相关科室、分管院长、院长	《医院院长办公会会议制度》

4.15　人事管理流程

4.15.1　概述

医院的人事管理业务主要包括工资变动、用人需求、辞职、请假等项目，本流程主要对请假程序做一介绍。

4.15.2　主要业务范围

人事管理业务主要明确了医院人事管理流程的各个节点、岗位分工、管控要求，并对流程节点进行详细说明。同时，对 JCI 办公室工作人员请假流程、规培学员请假流程、职工病假审批流程、流产假审批流程、请假（除病假、流产假外）审批流程、人员调配（岗位变动）流程、护理人员调配流程（岗位不变）、岗位不变人员（行政、后勤、医技、医辅）调配流程、岗位不变医生调配流程的流程节点、岗位分工、管控要求进行了规范。

4.15.3　涉及的部门（岗位）及职责

（1）人事科。

①负责岗位变动的人员调配的申请。

②负责岗位不变的行政、后勤、医技、医辅的人员调配申请。

③负责医院职工考勤事宜。

④负责人员调配的备案及人员档案管理。

（2）妇委会。对流产假及婚假进行审核。

（3）信息科。对人员调配事项进行备案。

（4）教育科。对规培学员进行管理。

（5）医务科。

①负责对规培学员、医生请假的审核.

②负责医生岗位不变的调配申请。

（6）护理部。对医护人员的请假及调配进行管理。

（7）院领导。按照相关的审批权限规定，对人员请假及人员调配进行审核。

4.15.4　主要风险

（1）职工未经批准休假，产生合规风险。

（2）未按照程序进行审核或审批，不利于人力管理。

4.15.5　控制目标

规范各种请假程序，加强人力管理。

4.15.6　不相容岗位

人事管理业务的不相容岗位至少包括以下内容：（1）人员调配申请与审批岗位分离；（2）人员调配审批与监督岗位分离；（3）请假申请与审批岗位分离。

4.15.7　业务流程描述

（1）人事管理——JCI 办公室、工作人员请假流程。

①流程图，见图 4 - 80。

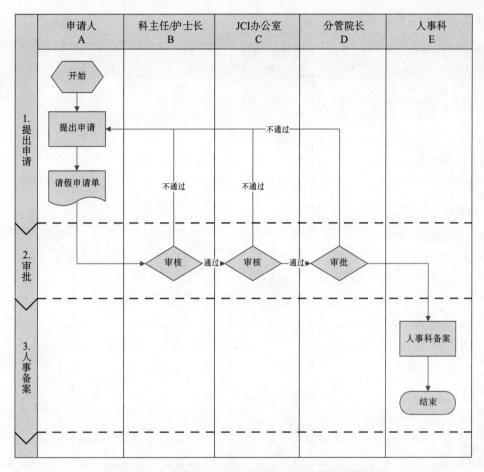

图 4 – 80 人事管理——JCI 办公室、工作人员请假流程

②流程节点简要说明，见表 4 – 94。

表 4 – 94 流程节点说明简表

节点	流程简要说明	输出文件
A1	相关工作人员提出申请，填写请假申请单	请假申请单
B2	科主任/护士长对请假的必要性真实性进行审核	请假申请单
C2	JCL 办公室负责人对请假申请进行审核	请假申请单
D2	分管院长对请假申请进行审批	请假申请单
E3	相关人员持审批的请假申请至人事科备案	请假申请单

③关键流程节点的详细说明。

流程节点：A1

控制活动名称：审批

说明：

JCI 办公室是 JCI 事项的归口管理部门，相关人员请假必须经过 JCI 办公室的批准。

（2）人事管理——规培学员请假流程。

①流程图，见图 4 - 81。

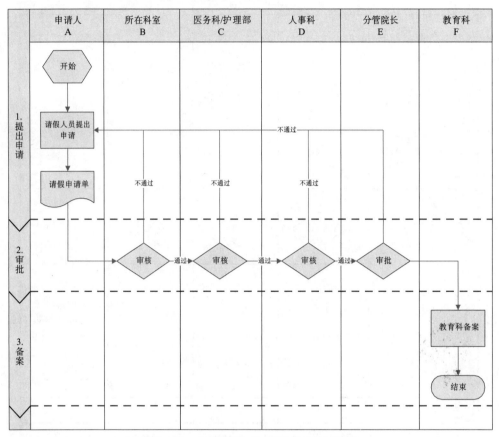

图 4 - 81　人事管理——规培学员请假流程

②流程节点简要说明，见表 4 - 95。

表 4 - 95　　　　　　　　　　　　　　　流程节点说明简表

节点	流程简要说明	输出文件
A1	请假人员提出请假申请，填写请假申请单	请假申请单
B2	规培人员所在科室负责人对请假申请进行审核	请假申请单
C2	医务科/护理部对相关人员的请假申请进行审核	请假申请单
D2	人事科对请假申请进行审核备案	请假申请单
E2	分管院长对请假申请进行审批	请假申请单
F3	相关人员持审批的请假申请至教育科备案	请假申请单

③关键流程节点的详细说明。

流程节点：F3

控制活动名称：备案

说明：

教育科是规培学员的主管部门，负责规培学员的考评及日常管理，规培学员请假必须到教育科备案。

（3）人事管理——职工病假审批流程。

①流程图，见图 4 - 82。

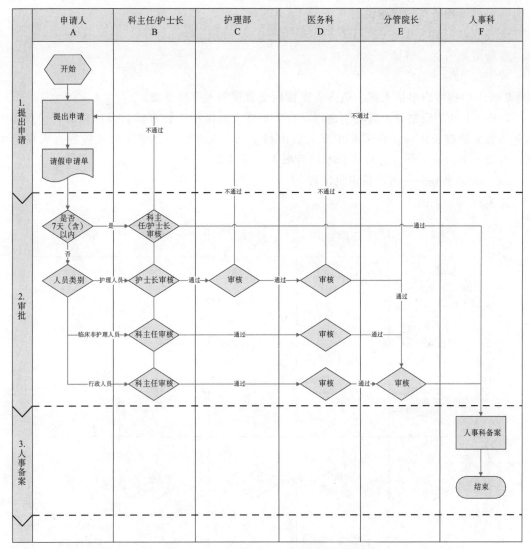

图 4 - 82 人事管理——职工病假审批流程

②流程节点简要说明，见表 4 - 96。

表 4 - 96   流程节点说明简表

节点	流程简要说明	输出文件
A1	相关职工提出病假请假申请，填制请假申请单	请假申请单
A2	若为 7 天以内病假，分别由科主任/护士长审核后报人事科备案；7 天以上病假，按人员类别分别报相关领导审批	请假申请单
B2	7 天以上病假，护理人员报护士长审核，临床非护理人员报科主任审核，行政人员报部门主任审核	请假申请单
C2、D2	7 天以上病假，护理人员在护士长审核后报护理部主任审核，临床非护理人员、行政人员报科主任审核，所有人员休病假需经医务科审核病假条	请假申请单
D2	分管院长对 7 天以上行政人员休病假进行审核	请假申请单
E3	职工经审批病假申请，到人事科备案	请假申请单

③关键流程节点的详细说明。

流程节点：A2、B2、C2、D2

控制活动名称：审批

说明：

7天内的病假由申请人部门负责人审核后交直接到人事科备案。

7天以上的病假则分人员类别进行审批：护理人员由护士长审核后报护理部，护理部审核完毕报分管院长审核；临床非护理人员由科主任、医务科、分管院长审核后报人事科备案；行政人员由科主任、分管院长审核后报人事科备案。

（4）人事管理——流产假审批流程。

①流程图，见图4-83。

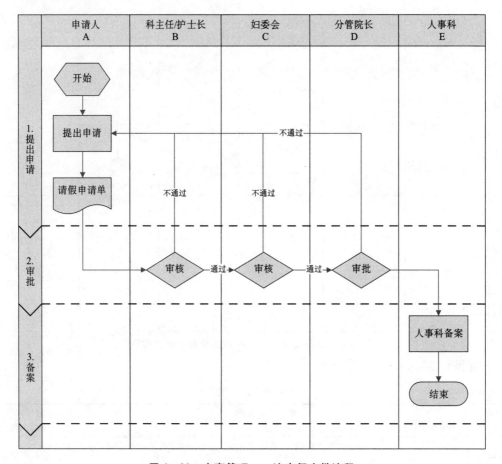

图4-83 人事管理——流产假审批流程

②流程节点简要说明，见表4-97。

表4-97　　　　　　　　　　　　　流程节点说明简表

节点	流程简要说明	输出文件
A1	流产者提出申请，填制请假申请单	请假申请单
B2	科主任/护士长对请假申请的真实性进行审核	请假申请单

续表

节点	流程简要说明	输出文件
C2	妇委会对请假申请的真实性进行审核	请假申请单
D2	分管院长对请假申请进行审批	请假申请单
E3	请假者至人事科备案	请假申请单

③关键流程节点的详细说明。

流程节点：B2、C2、D2

控制活动名称：审批

说明：

休婚假、产假、护理假、计划生育假的，首先经科室同意，其次报妇委会审核，最后报院领导审批。

（5）人事管理——请假（除病假、流产假外）审批流程。

①流程图，见图 4 – 84。

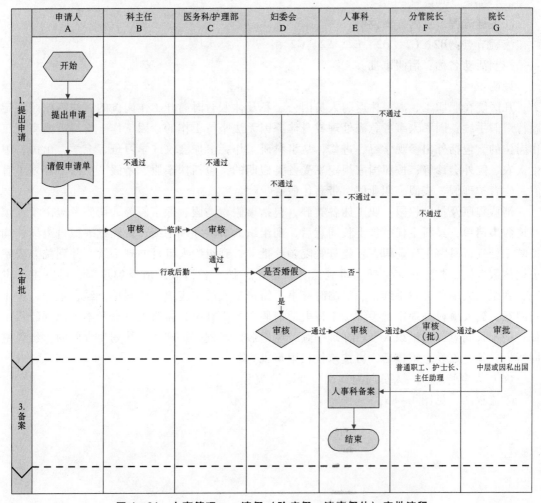

图 4 – 84　人事管理——请假（除病假、流产假外）审批流程

②流程节点简要说明，见表 4 - 98。

表 4 - 98　　　　　　　　　　　流程节点说明简表

节点	流程简要说明	输出文件
A1	请假者（非病假、流产假）提出申请，开具请假申请单	请假申请单
B2	科主任对请假的真实性合理性进行审核	请假申请单
C2	临床科室人员在科室主任审核后至护理部/医务科进行审核	请假申请单
D2	婚假申请人员需到妇委会进行审核	请假申请单
E2	人事科对请假申请进行审核	请假申请单
F2	普通职工、护士长、主任助理等请假，需分管院长审批	请假申请单
G2	医院中层管理人员请假及因私出国事项，还需要院长审批	请假申请单
E3	请假申请审批完毕后，至人事科备案	请假申请单

③关键流程节点的详细说明。

流程节点：B2、C2、D2、E2、F2、G2

控制活动名称：请假审批

说明：

凡医院在职职工、离退休返聘人员因公、私及休假暂时离开工作岗位的，均需按照规定履行请假手续：因私人事务急需处理或身体原因无法坚持工作的；因工作、学习需要离开工作岗位的，包括外出参观学习、进修、从事科研工作，参加会议或学习班、上学、出国、卫生支农、院外会诊等；按照国家规定享受各类假期的，包括探亲假、婚假、产假、计划生育假、生育护理假、丧假、职业假、带薪休假等。

请假程序及批准权限：职工休各类假，包括事假、婚假、探亲假等，请假者应由本人填写请假申请单，经科主任、护士长同意后，到组织人事科办理手续，未经批准擅自离岗，均按旷工处理；科室主任请假，须经分管院领导批准，到组织人事科办理手续，并到院办公室进行休假登记，临床科室主任须再到医务科登记，护士长请假，须经护理部、科室主任批准，到组织人事科办理手续；职工临时有事、需请事假的，应填写请假单，经科主任、护士长同意，到人事科办理审批手续，不得电话请假和事后补假；休假人员离开本市，须经科主任、护士长同意，到组织人事科办理手续；休婚假、产假、护理假、计划生育假的，经科室同意后，须经妇委会审核后，再按审批权限审批。

（6）人事管理——人员调配（岗位变动）流程。

①流程图，见图 4 - 85。

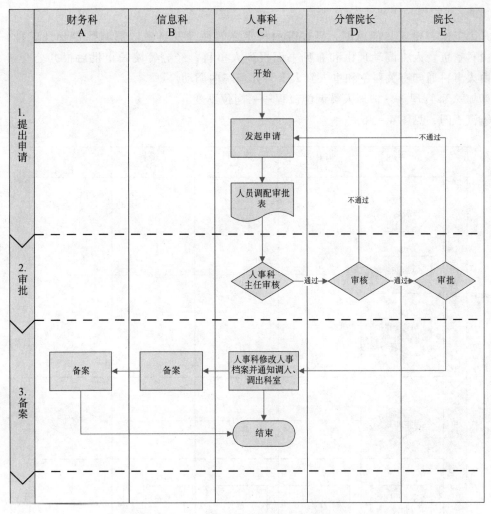

图 4 – 85　人事管理——人员调配（岗位变动）流程

②流程节点简要说明，见表 4 – 99。

表 4 – 99 　　　　　　　　　　　流程节点说明简表

节点	流程简要说明	输出文件
C1	人事科根据工作需要发起人员岗位变动申请，填制人员调配审批单	人员调配审批单
C2	人事科主任对人员岗位调配的合理合规性进行审核	人员调配审批单
D2	分管院长对人员岗位调配申请的合理合规性进行审批	人员调配审批单
E2	院长对人员岗位调配事项的合理合规性进行审批	人员调配审批单
C3	人事科对审批通过的人员岗位变动情况进行备案调整，并及时通知调入调出科室	人员调配审批单
B3	信息科根据审批情况进行人员变动信息备案	人员调配审批单
A3	财务科根据审批情况进行人员变动信息备案	人员调配审批单

③关键流程节点的详细说明。

流程节点：A2、B2、C2、D2、E2

控制活动名称：事假审批

说明：

凡因工作需要或其他原因，需在院内科室之间调动及科室内部调整专业（工种）者，必须由科室负责人将调动理由和意见书面报到人事科，经分管院长审批后报办公会研究同意，由人事科通知有关科室和本人到人事科办理院内调动。

（7）人事管理——护理人员调配流程——岗位不变。

①流程图，见图4－86。

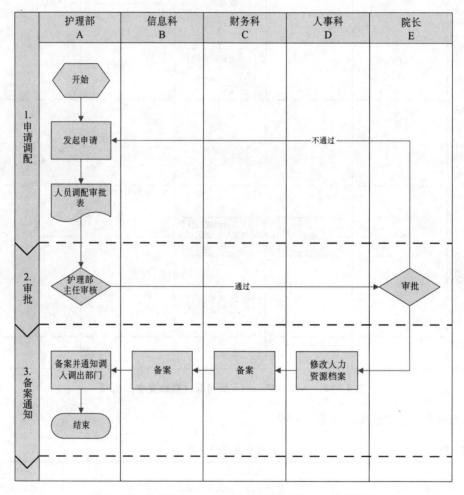

图4－86　人事管理——护理人员调配流程——岗位不变

②流程节点简要说明，见表4－100。

表4－100　　　　　　　　　　　流程节点说明简表

节点	流程简要说明	输出文件
A1	护理部根据工作需要发起申请，开具人员调配审批表	人员调配审批表
A2	护理部主任对人员调配的合理性进行审核	人员调配审批表
E2	院长对人员调配事项的合理性进行审批	人员调配审批表
D3	人事科根据审批结果修改人事档案	人员调配审批表

续表

节点	流程简要说明	输出文件
C3	财务科对人员调配信息进行备案	人员调配审批表
B3	信息科对人员调配事项进行备案	人员调配审批表
A3	护理部对人员调配事项进行备案并通知调入调出部门	人员调配审批表

③关键流程节点的详细说明。

流程节点：A2、B2、C2、D2、E2

控制活动名称：事假审批

说明：

医疗、医技、护理等专业技术人员在本专业岗位之间的科室调动，不改变专业（工种），由科室申请报相关职能部门同意安排并报人事科备案，科室之间不得自行联系办理，擅自调整的，一律不予承认，并必须予以纠正，同时追究相关人员的责任。

（8）人事管理——行政、后勤、医技、医辅人员调配流程——岗位不变。

①流程图，见图 4 - 87。

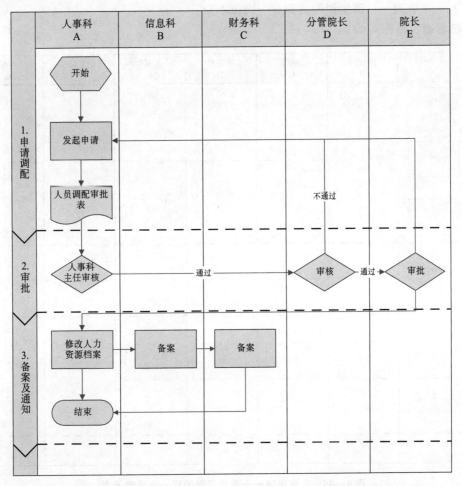

图 4 - 87 人事管理——行政、后勤、医技、医辅人员调配流程——岗位不变

②流程节点简要说明，见表 4 – 101。

表 4 – 101 流程节点说明简表

节点	流程简要说明	输出文件
A1	人事科根据工作需要发起申请，开具人员调配审批表	人员调配审批表
A2	人事科主任对人员调配的合理性、合规性进行审核	人员调配审批表
D2	分管院长对人员调配事项的合理性合规性进行审核	人员调配审批表
E2	院长对人员调配事项进行审批	人员调配审批表
A3	人事科根据审批结果修改人事档案	人员调配审批表
B3	信息科对人员调配事项进行备案	人员调配审批表
C3	财务科对人员调配事项进行备案	人员调配审批表

③关键流程节点的详细说明。

流程节点：A3、B3、C3

控制活动名称：备案及通知

说明：

人员调配由院长审批完毕后，人事科应及时通知调配科室，并及时通知财务科及信息科进行备案，进行相关人员变动信息的备案并及时修改人员档案。

（9）人事管理——医生调配流程——岗位不变。

①流程图，见图 4 – 88。

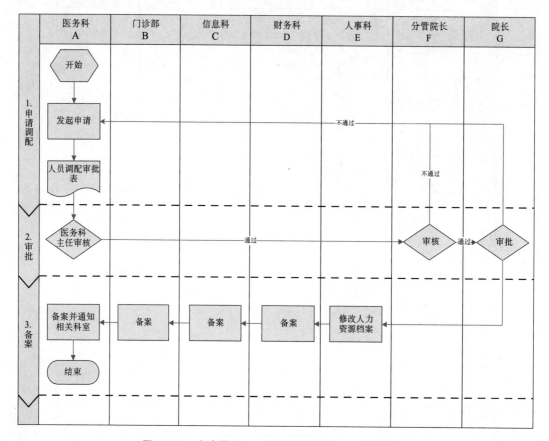

图 4 – 88 人事管理——医生调配流程——岗位不变

②流程节点简要说明，见表 4 – 102。

表 4 – 102　　　　　　　　　　　　流程节点说明简表

节点	流程简要说明	输出文件
A1	医生的人员调配申请由医务科提出，填制人员调配审核表	人员调配审核表
A2	医务科主任对医生调配的合理性进行审核	人员调配审核表
F2	分管院长对医生调配申请的合理合规性进行审核	人员调配审核表
G2	院长对医生的调配申请的合理合规性进行审批	人员调配审核表
E3	人事科根据审批结果调整相关人事档案	人员调配审核表
D3	财务科对人员调配信息进行备案	
C3	信息部对人员调配信息进行备案	
B3	门诊部对人员调配信息进行备案	
A3	医务科进行相关人事变动备案并通知相关科室	

③关键流程节点的详细说明。

流程节点：A2、B2、C2、D2、E2

控制活动名称：事假审批

说明：

医务人员岗位不变的调配由医务科负责，在调配申请经院长审批后，人事科应及时通知调入调出科室，并及时通知财务科、信息科、门诊部进行备案，同时修改人力资源档案。

4.15.8　风险控制矩阵（见表 4 – 103）

表 4 – 103　　　　　　　　　　　　风险控制矩阵

编号	子流程	风险点	风险点描述	控制措施	责任主体	文件依据
4.15.8.1	请假流程	请假审批不严风险，未经审批或未按程序审批	医院职工请假未经审批或未按程序进行，存在舞弊风险，同时不利于工作安排	（1）凡医院在职职工、离退休返聘人员因公、私及休假暂时离开工作岗位的，均需按照规定履行请假手续； （2）职工休各类假，包括事假、婚假、探亲假等，请假者应由本人填写请假申请单，经科主任、护士长同意后，到组织人事科办理手续，未经批准擅自离岗，均按旷工处理； （3）科室主任请假，须经分管院领导批准，到组织人事科办理手续，并到院办公室进行休假登记，临床科室主任须再到医务科登记，护士长请假，须经护理部、科室主任批准，到组织人事科办理手续； （4）职工临时有事、需请事假的，应填写请假单，经科主任、护士长同意，到人事科办理审批手续，不得电话请假和事后补假； （5）休假人员离开本市，须经科主任、护士长同意，到组织人事科办理手续	归口部门、分管院长、院长、院长办公会、人事科	《医院职工请假、休假管理规定》

4.16   信息系统管理流程

4.16.1   概述

医院的信息系统管理主要包括医院各业务系统、办公系统、客户端（终端）、网络设备、服务器、存储设备、相关能源系统和环境控制系统等软硬件共同组成的整体的管理，本业务流程中主要指的是信息系统数据及权限管理。

4.16.2   主要业务范围

信息系统控制主要明确了医院相关信息系统管理流程的节点、岗位分工、管控要求，并对流程节点进行详细说明。同时，对在信息系统数据提取审批、信息系统数据变更审批、信息系统权限的流程节点、岗位分工、管控要求进行了规范。

4.16.3   涉及的部门（岗位）及职责

（1）业务科室。

①按照规定使用信息系统，提出信息系统数据提取的申请。

②按照规定对信息系统数据的变更提出申请。

③按照信息科分配的数据权限使用信息系统数据。

（2）信息科。

①信息科作为医院信息网络的建设、管理与维护部门，负责对医院网络运行情况进行监督、管理和控制，并对医院网络上的信息进行检查和备案。

②负责信息系统数据提取审批、执行以及系统权限设置等工作。

（3）归口部门。对归口管理的人员的信息系统相关申请进行审核。

（4）监察室。对信息系统权限申请事宜进行审核备案。

（5）相关院领导。按照医院制度对审批权限内的事项进行审批。

4.16.4   主要风险

（1）信息系统数据失真、不准确，导致不能对管理决策提供有效信息。

（2）信息系统数据不安全，存在泄密风险。

4.16.5   控制目标

（1）保证信息系统数据的有效性，能够满足医院管理需要。

（2）保证信息系统数据的安全性、完整性、准确性。

4.16.6   不相容岗位

信息系统管理的不相容岗位至少包括以下内容：（1）需求申请与授权审批；（2）授权审批与运行维护；（3）需求申请与监督检查；（4）授权审批与监督检查；（5）运行维护与监督检查。

4.16.7　业务流程描述

（1）信息系统数据提取审批流程。

①流程图，见图4－89。

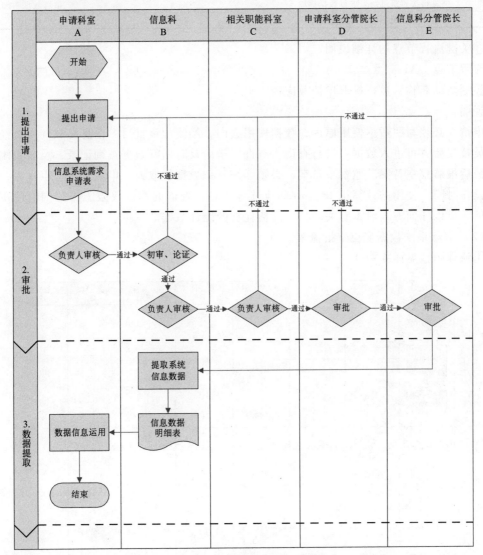

图4－89　信息系统数据提取审批流程

②流程节点简要说明，见表4－104。

表4－104　　　　　　　　　　　　　　流程节点说明简表

节点	流程简要说明	输出文件
A1	申请科室在需要提取信息系统相关数据时提出申请，填制信息系统需求申请表，报部门负责人审核	信息系统需求申请表
A2	部门负责人对提取信息系统数据的必要性进行审核后，报信息科	信息系统需求申请表
B2	信息科对部门提出的申请进行安全性、必要性的初审及论证，由信息科主任审核	信息系统需求申请表

续表

节点	流程简要说明	输出文件
C2	相关职能科室对申请的合理性、必要性、安全性进行审核	信息系统需求申请表
D2	申请科室对申请的合理性、合规性进行审批	信息系统需求申请表
E2	信息科分管院长对申请的合理性、合规性进行审批	信息系统需求申请表
B3	信息科按照审批结果进行数据提取	信息数据明细表
A3	申请科室按照申请进行数据的应用	

③关键流程节点的详细说明。

流程节点：A1

控制活动名称：数据提取申请及应用

说明：

申请人必须写明数据使用原因，数据使用去向，经流程审批后，信息科软件人员经系统管理员授权后方可进入数据库进行查询，查询完毕后及时做好数据查询记录，及时关闭数据库，最后报监察室备案。监察室备案，必须详细登记数据提取人、申请理由、审批人、执行人、操作时间、使用的计算机 IP、MAC 地址等信息。查询的数据仅限工作范围内使用，严禁任何人员以任何方式泄露有关药品、高值耗材的统计数据。

（2）信息系统数据变更审批流程。

①流程图，见图 4-90。

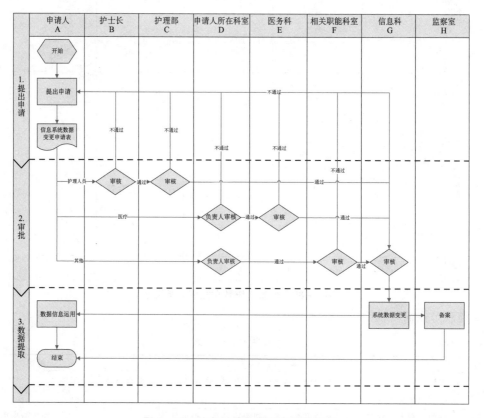

图 4-90 信息系统数据变更审批流程

②流程节点简要说明，见表 4-105。

表 4 – 105　　　　　　　　　　　　　　流程节点说明简表

节点	流程简要说明	输出文件
A1	申请信息系统数据变更的申请人提出申请，填制信息系统数据变更申请表	信息系统数据变更申请表
B2、C2	申请人为护理人员的，变更申请经护士长审核后交护理部主任审核	信息系统数据变更申请表
D2	医疗及其他人员的变更申请先由所在科室负责人审核	信息系统数据变更申请表
E2	医疗人员的数据变更申请在科室负责人审核后由医务科进行审核	信息系统数据变更申请表
F2	其他人员的数据变更申请由相关职能科室负责人审核	信息系统数据变更申请表
G2、G3	所有人员的变更数据申请在相关科室审核完毕后由信息科统一审核；信息科在审核通过后由信息管理员进行系统数据变更	信息系统数据变更申请表
H3	监察室对数据变更情况进行备案处理	备案表
A3	申请人进行数据变更后的数据信息运用	

③关键流程节点的详细说明。

流程节点：A1

控制活动名称：变更申请

说明：

数据的变更、更改严格遵循既定程序执行，需要变更的，由相关科室申请人提出申请，说明变更原因、支持性证据等，由信息科按照数据库管理办法及操作规范进行数据操作，信息科有责任采取有效措施防止系统数据的非法生成、变更、泄露、丢失与破坏。

任何人未经允许，不得私自操作数据库，严禁通过系统管理员账号直接对系统中存储、处理或传输的业务数据进行增加、修改和删除。

（3）信息系统权限申请审批流程。

①流程图，见图 4 – 91。

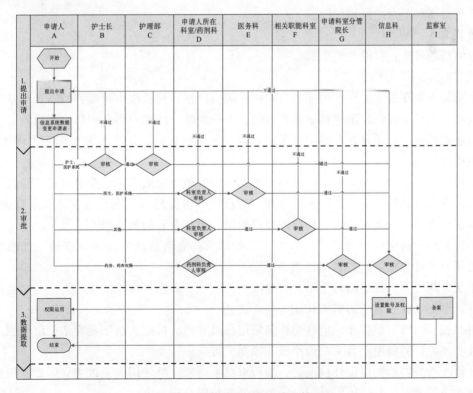

图 4 – 91　信息系统权限申请审批流程

②流程节点简要说明，见表4-106。

表4-106 流程节点说明简表

节点	流程简要说明	输出文件
A1	需要申请系统权限的申请人提出申请，填写信息系统数据变更申请表	信息系统数据变更申请表
B2、C2	申请人为护理人员的，申请医护系统权限的经护士长审核后，交护理部主任审核	信息系统数据变更申请表
D2	医生申请医护系统权限的，报所在科室负责人审核；其他人员申请其他系统权限的，报其科室负责人审核；申请人申请药房、药库系统权限的，报药剂科负责人审核	信息系统数据变更申请表
E2	医生申请医护系统权限的，在部门负责人审核后，报医务科审核	信息系统数据变更申请表
F2	其他系统申请系统权限的，在部门负责人审核后，报相关职能部门负责人审核	信息系统数据变更申请表
G2	申请药房、药库系统权限的，在药剂科负责人审核后，报申请科室分管院长审核	信息系统数据变更申请表
H2	申请系统权限申请人在经过医务科、职能科室或分管院长的审核后，报信息科审核	信息系统数据变更申请表
H3	信息科主任审核完毕后，信息科系统管理员为申请人设置账号及权限	
I3	监察室对申请系统权限的事项进行备案	备案表
A3	申请人在信息科设置完账号及权限后，进行相关系统操作	

③关键流程节点的详细说明。

流程节点：A1

控制活动名称：权限变更申请

说明：

信息科必须在日常工作中加强用户权限管理，严格按照权限申请流程控制各科室人员权限，根据不同科室职能，限定科室用户权限，并分配唯一的用户名和密码。不同科室不同岗位不同职责的各用户通过各自的用户名和密码登录进行查询，用户名和密码应由本人保管，不得泄露给他人。

新增用户账号时必须由使用部门提出正式申请，通过权限申请、变更流程，各领导审批通过后，提交信息科，由信息科统一办理。信息科严格按照《信息系统配置权限管理制度》根据其工作岗位，分配给各用户相应的应用权限、用户名和初始密码。

系统管理员负责对应用系统、网络、服务器或其他信息设备的用户账号、权限进行管理，对用户账号和权限进行登记备案。

系统管理员为系统中的每个用户创建唯一的账号。对所有在线的系统无论是本地还是远程操作，都必须通过系统的密码认证。

对系统、网络、数据库、信息的访问采用分级管理，根据人员职责设定权限。用户账号只能拥有本岗位的权限，且采取最小授权原则配置。

如因工作需要增加岗位外权限的，履行审批手续后，经使用人上级主管同意、信息科主任同意后方可增加，并保留审批记录，及时做好权限登记。

根据医院组织结构的实际情况，结合医院相关管理规范流程，将医院的 HIS 系统权限进行分三级管理：

A. 部门权限负责人：由各职能部门负责人担任。具体为药剂科负责人负责药房、药库系统权限；各临床科室负责人负责各医生站、护士站系统的权限，护士长拥有退费的权限；财务科负责人负责挂号收款、住院、财务查询、门诊收费查询、门诊大病报销等权限；医保办负责人负责医保接口、医保报表等医保系统的权限；资产管理科负责人负责物资、固定资产系统的权限；医技科室负责人负责医技系统的权限，医技主任拥有退费权限；手术室负责人负责手术收费系统的权限，手术室护士长拥有退费权限；收费管理科负责人负责价表系统的权限；信息科负责人负责系统运维管理。各部门负责人授权本部门关键用户，并对本部门人员进行监督和检查。

B. 系统管理员：由信息科软件人员担任，负责根据用户申请和工作需要在系统中设置用户权限，并及时做好备案。系统管理员要遵守职业道德，接受部门权限负责人的监督和检查。

C. 业务模块用户：根据各科工作需要，需要部门业务模块的相关权限的各科室职工。接受部门权限负责人的监督和检查。

流程节点：B2、C2、D2、E2、F2、G2、H2

控制活动名称：审批

说明：

新增用户由人事科统一提供名单，包括姓名、工号、人员类别、所在科室等详细资料。

OA、移动护理、HIS 及 EMR 系统中护士的权限添加及变更通过信息系统权限申请、变更单中护士或其他人员权限流程，由申请人直接向所在科室提出申请，科室负责人或护士长审批通过后，由信息科统一分配相应的用户权限，HIS 系统及 EMR 中医生的权限添加剂变更，通过信息系统权限申请、变更单中的医生权限流程，由申请人向所在科室提出申请，科室负责人审批后，交由医务科审批，医务科审批通过后，由信息科统一分配相应的用户权限。

信息统计管理员根据人员名单在系统配置程序中增加人员信息，并分配相应的用户权限。

用户工作变动、离职或退休，需要对用户进行注销时：离职或退休人员必须到信息科注销信息系统权限后，信息科负责人方可在离任单上签字。

4.16.8　风险控制矩阵（见表 4 - 107）

表 4 - 107　　　　　　　　　　风险控制矩阵

编号	子流程	风险点	风险点描述	控制措施	责任主体	文件依据
4.16.8.1	信息系统数据提取审批流程	信息系统数据提取审核	提取数据审核把关不严，未设置专人提取数据，导致机密数据泄露及违规风险	（1）医院制定了相关的信息系统管理制度，申请科室经过相关审批，由信息科专人进行相关的数据提取； （2）监察室对数据提取业务进行备案管理，医院监察室安装由卫计委统一部署的专用的防统方软件，进行数据提取的监察	信息科	《医院防止违规统方管理实施细则》《医院数据信息安全管理制度》

续表

编号	子流程	风险点	风险点描述	控制措施	责任主体	文件依据
4.16.8.2	信息系统数据变更审批流程	系统数据变更审批不严	数据变更未适当授权，数据变更未得到有效审批，造成系统数据的非法生成、变更、泄露、丢失与破坏	数据的更改严格遵循信息系统数据变更申请流程。信息科应严格按照数据库管理办法及操作规范进行数据操作，有责任采取有效措施防止系统数据的非法生成、变更、泄露、丢失与破坏。任何人未经允许，不得私自操作数据库，确因工作需要操作数据库时，必须严格按照OA数据库数据查询申请单流程进行审批，信息科系统管理员及时做好登记，并在监察室备案	信息科	《医院数据信息安全管理制度》
4.16.8.3	信息系统权限申请审批流程	信息系统权限申请流程不规范，权限未及时调整或不合理调整	(1) 未设置用户管理制度，未对重要业务系统进行访问权限管理，导致授权不当或存在非法授权账号的情况，进而可能导致信息系统被非法访问、泄露或恶意篡改，损害医院利益； (2) 对岗位变化的相关用户，未及时调整权限，可能造成数据非法修改、利用或泄露	(1) 新增用户账号时必须由使用部门提出正式申请，通过权限申请、变更流程，各领导审批通过后，提交信息科，由信息科统一办理。信息科严格按照《信息系统配置权限管理制度》，根据其工作岗位，分配给各用户相应的应用权限、用户名和初始密码； (2) 如因工作需要增加岗位外权限的，履行审批手续后，经使用人上级主管同意、信息科主任同意后，方可增加，并保留审批记录，及时做好权限登记； (3) 用户工作变动、离职或退休，需要对用户进行注销时：离职或退休人员必须到信息科注销信息系统权限后，信息科负责人方可在离任单上签字	申请人、信息科、相关职能科室	《医院信息系统配置权限管理制度》

4.17 其他业务管理流程

4.17.1 概述

医院的其他业务主要包括外院补录费用、急诊留观、急诊费用合并、医院不良事件奖励、医疗收费自主定价、合生元救助基金审批、孕期女职工关爱礼包审批、加/撤床医保备案申请流程、医保患者住院结算跨月撤账/分段结算、意外伤害撤销患者上传信息申请流程等项目。

4.17.2 主要业务范围

其他业务管理主要明确了对外院补录费用报销、急诊留观费用报销、急诊费用合并报销、医院不良事件奖励、医疗收费自主定价、合生元救助基金审批、孕期女职工关爱礼包审批、加/撤床医保备案申请流程、医保患者住院结算跨月撤账/分段结算、意外伤害撤销患者上传信息申请项目等管理流程的各个节点、岗位分工、管控要求，并对流程节点进行简要说明。

4.17.3　业务流程描述

（1）外院补录费用报销流程。

①流程图，见图 4 - 92。

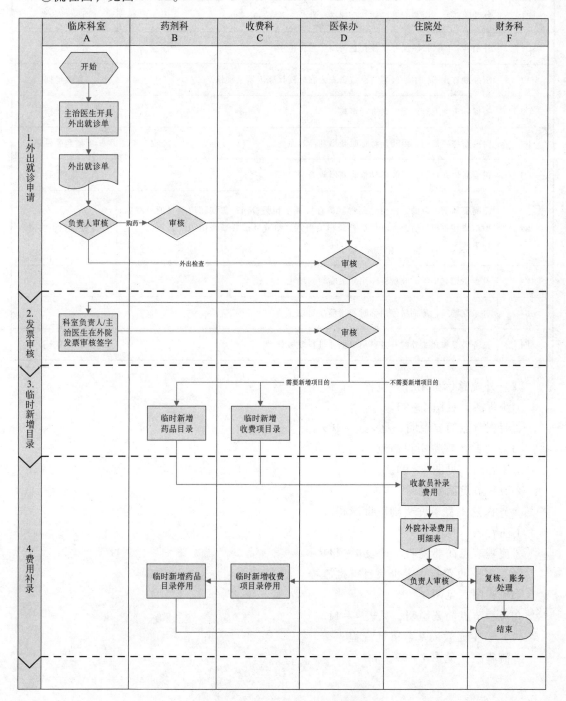

图 4 - 92　外院补录费用报销流程

②流程节点简要说明，见表 4 - 108。

表 4 - 108 流程节点说明简表

节 点	流程简要说明	输出文件
A1	根据工作需要，临床科室主治医生开具外出就诊单，报科室负责人审核	外出就诊单
B1	外院购药的，由药剂科审核其合理必要性	外出就诊单
D1	外出检查的，报医保办审核其是否属于医保范围	外出就诊单
A2	出外就诊完毕，主治医生及科室负责人在外院发票上签字确认	发票单据
D2	医保办负责人对外院发票进行审核	发票单据
B3	需要新增项目的，由药剂科临时新增药品目录	新增药品目录
C3	需要新增项目的，由收费科临时新增收费项目录	新增收费项目录
E4	不需要新增项目的，由住院处收款员直接补录相关费用；需要新增项目的，在临时新增相关项目后，由收款员补录相关费用，生成外院补录费用明细表报部门主任审核	外院补录费用明细表
C4	补录费用完毕后，收费科停用相关临时新增项目	
B4	补录完毕后，药剂科停用临时新增药品目录	
F4	财务科复核相关外院补录费用单据并进行账务处理	记账凭证

（2）外院急诊费用合并流程。

①流程图，见图 4 - 93。

②流程节点简要说明，见表 4 - 109。

（3）急诊留观费用报销流程。

①流程图，见图 4 - 94。

②流程节点简要说明，见表 4 - 110。

（4）医院不良事件奖励审批流程。

①流程图，见图 4 - 95。

②流程节点简要说明，见表 4 - 111。

（5）医院收费自主定价项目审批流程。

①流程图，见图 4 - 96。

②流程节点简要说明，见表 4 - 112。

（6）合生元救助基金审批流程。

①流程图，见图 4 - 97。

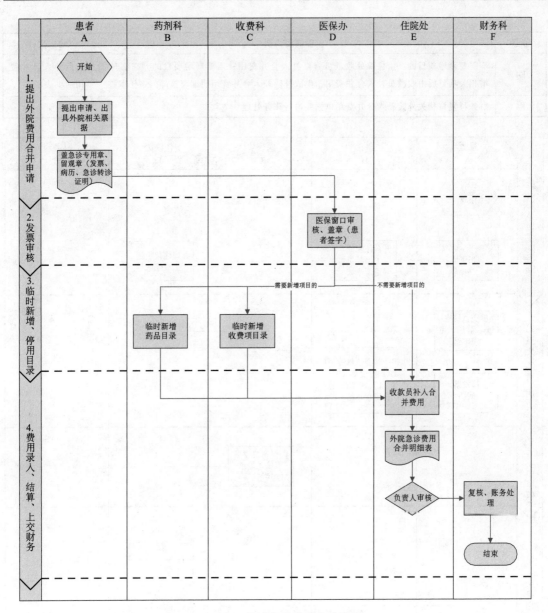

图 4 - 93　外院急诊费用合并流程

表 4 - 109　流程节点说明简表

节点	流程简要说明	输出文件
A1	患者提出外院急诊费用合并申请，出具外院相关发票，并提供病历和急诊转诊证明（要求盖急诊专用章、留观章）	发票、病例、急诊转诊证明
D2	医保办负责人对外院发票进行审核并盖章，并要求患者签字	发票、病例、急诊转诊证明
B3	需要新增项目的，由药剂科临时新增药品目录	
C3	需要新增项目的，由收费科临时新增收费项目录	

续表

节点	流程简要说明	输出文件
E4	不需要新增项目的，由住院处收款员直接补入合并费用；需要新增项目的，在临时新增相关项目后由收款员补入合并费用，生成外院补入合并费用明细表报部门主任审核	外院补入合并费用明细表
F4	财务科复核相关外院补入合并费用单据并进行账务处理	记账凭证

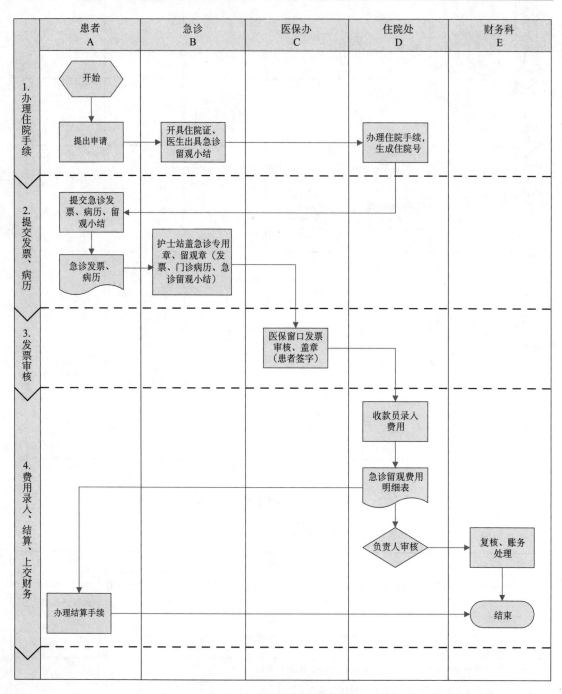

图 4-94　急诊留观费用流程

表 4 – 110　　　　　　　　　　　流程节点说明简表

节点	流程简要说明	输出文件
A1	患者向急诊科提出住院留观申请	急诊留观申请
B1	急诊科开具住院证，主治医师出具急诊留观小结	住院证、急诊留观小结
D1	患者持住院证至住院处办理住院手续，生成住院号	
A2	患者提交急诊发票、病历及留观小结至急诊科	发票、病历、留观小结
B2	急诊科护士站审核经办人发票、病例及留观小结并盖急诊专用或留观章	
C3	医保办经办人审核签字，重点审核门诊发票、病历、留观费用明细表内容是否一致，并由医保办负责人审核签字	
D4	住院处收款员录入相关费用，出具急诊留观费用明细表报负责人真核，同时通知患者结算	急诊留观费用明细表
A4	患者办理结算手续	结算单据
E4	财务科复核相关单据并进行账务处理	记账凭证

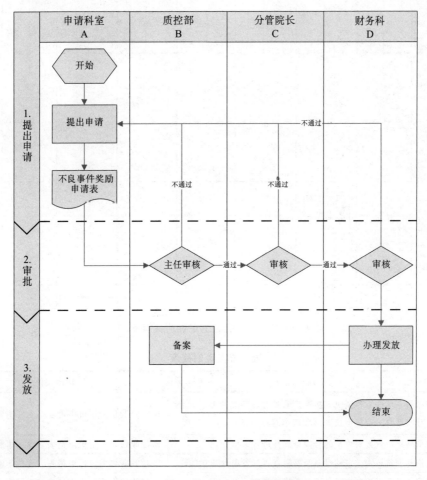

图 4 – 95　不良事件奖励审批流程

表 4 – 111　　　　　　　　　　流程节点说明简表

节点	流程简要说明	输出文件
A1	临床科室根据具体情况提出申请	不良事件奖励申请表
B2	质控部负责人审核，并报分院院长	不良事件奖励申请表
C2	分管院长对奖励发放的真实性、及时性、合理性进行审核	不良事件奖励申请表
D2	财务科负责人对奖励申请表进行预算审核	不良事件奖励申请表
D3	财务科根据审核通过的奖励申请表办理发放手续	不良事件奖励申请表
B3	质控部对相关不良事件奖励事项进行备案	

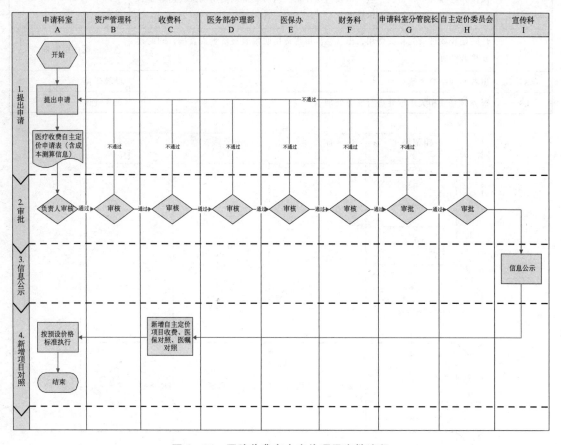

图 4 – 96　医院收费自主定价项目审批流程

表 4 – 112　　　　　　　　　　流程节点说明简表

节点	流程简要说明	输出文件
A1	临床科室根据具体情况提出医疗收费自主定价申请，填制医疗收费自主定价申请表（含成本测算信息）	医疗收费自主定价申请表（含成本测算信息）
A2	申请科室负责人对申请的合理合规性进行审核	医疗收费自主定价申请表（含成本测算信息）
B2	资产管理科负责人审核设备及材料是否具备项目开立条件	医疗收费自主定价申请表（含成本测算信息）
C2	收费科负责人审核项目是否符合物价规定	医疗收费自主定价申请表（含成本测算信息）
D2	医务科/护理部负责人审核是否符合医疗规定及实施能力	医疗收费自主定价申请表（含成本测算信息）

续表

节点	流程简要说明	输出文件
E2	医保办负责人审核并确认统筹金支付比例	医疗收费自主定价申请表（含成本测算信息）
F2	财务科负责人审核基本成本	医疗收费自主定价申请表（含成本测算信息）
G2	申请科室分管院长对自主定价申请的合理合规性进行审批	医疗收费自主定价申请表（含成本测算信息）
H3	宣传科对经过审批的医院收费新增项目进行信息公示	自主定价文件
C4	收费科新增自主定价项目收费并进行医保对照、医嘱对照	自主定价文件
A4	临床科室根据定价文件执行收费标准	自主定价文件

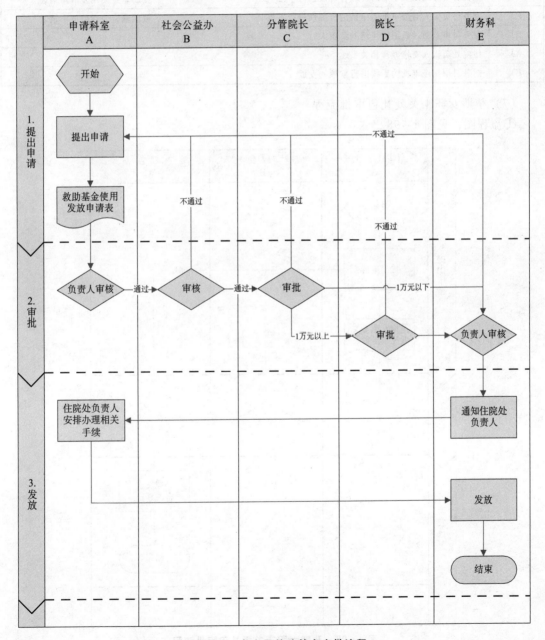

图 4 - 97　合生元救助基金审批流程

②流程节点简要说明，见表4-113。

流程节点说明简表

节点	流程简要说明	输出文件
A1	申请科室提出申请，填制救助基金使用发放申请表	救助基金使用发放申请表
A2	科室负责人对申请的合理合规性进行审核	救助基金使用发放申请表
B2	社会公益办对申请的合理合规性进行审核	救助基金使用发放申请表
C2	分管院长对1万元以下申请的合理合规性进行审批	救助基金使用发放申请表
D2	院长对1万元以上申请的合理合规性进行审批	救助基金使用发放申请表
E2	财务科负责人对经审批的申请的合规性进行审核	救助基金使用发放申请表
E3	财务科审核通过后通知住院处负责人	
A3	住院处负责人安排办理相关手续	
E3	财务科根据经审批的手续进行款项的发放	

（7）孕期女职工关爱礼包审批流程。

①流程图，见图4-98。

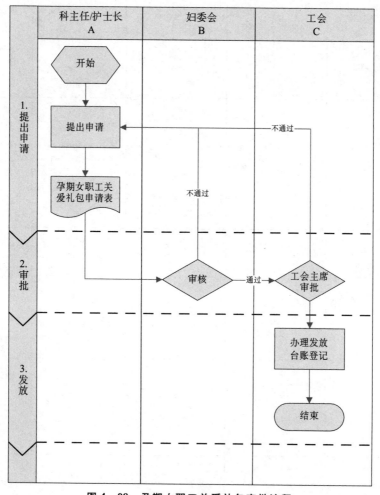

图4-98　孕期女职工关爱礼包审批流程

②流程节点简要说明，见表 4 – 114。

表 4 – 114　　　　　　　　　　　　　流程节点说明简表

节点	流程简要说明	输出文件
A1	申请科室科主任/护士长提出申请，填制孕期女职工关爱礼包申请表	孕期女职工关爱礼包申请表
B2	妇委会对申请的合规性进行审核	
C2	工会主席对申请的合规性进行审批	
C3	工会对审批通过的进行礼包的发放，并登记台账	

（8）医务管理——加/撤床医保备案申请流程。

①流程图，见图 4 – 99。

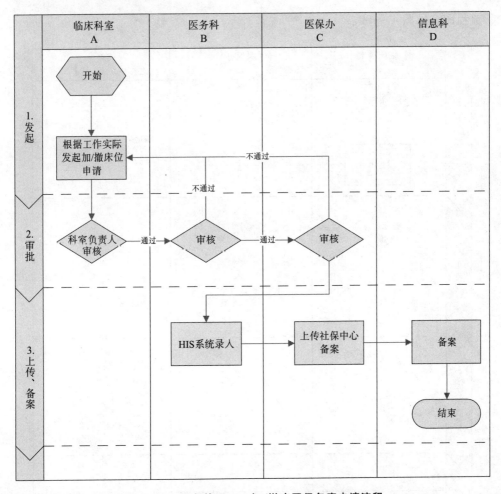

图 4 – 99　医务管理——加/撤床医保备案申请流程

②流程节点简要说明，见表 4 – 115。

表 4 – 115　　　　　　　　　　　流程节点说明简表

节点	流程简要说明	输出文件
A1	临床科室经办人根据工作需要发起加/撤床位申请	床位变动申请
A2	临床科室负责人对加/撤床位申请的必要性进行审核	床位变动申请
B2	医务科对加/撤床位的申请进行审核	床位变动申请
C2	医保办对加/撤床位的申请进行审核	床位变动申请
B3	医务科在 HIS 系统中录入床位信息	
C3	医保科对床位变化的信息上传社保中心备案	
D3	信息科对加/撤床信息进行备案	

（9）医务管理——医保患者住院结算跨月撤账/分段结算、意外伤害撤销患者上传信息申请流程

①流程图，见图 4 – 100。

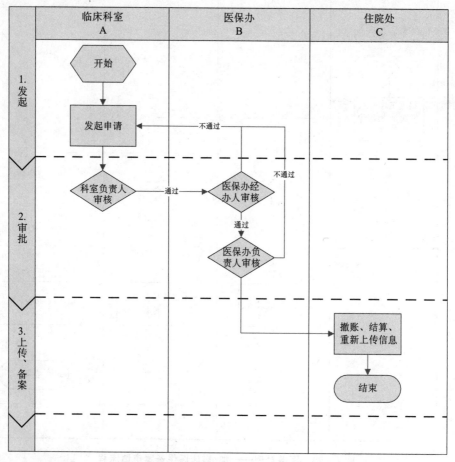

图 4 – 100　医务管理——医保患者住院结算跨月撤账/分段结算、意外伤害撤销患者上传信息申请流程

②流程节点简要说明，见表 4 – 116。

表 4 –116 流程节点说明简表

节点	流程简要说明	输出文件
A1	临床科室就医保患者住院结算跨月撤账/分段结算及撤销上传信息等发起申请	
A2	科室负责人对发起事项的合规性进行审核	
B2	医保办经办人审核其合规性后报部门负责人审核	
C3	住院处根据审核意见进行相关处理	

（10）考核管理流程。

①流程图，见图 4 – 101。

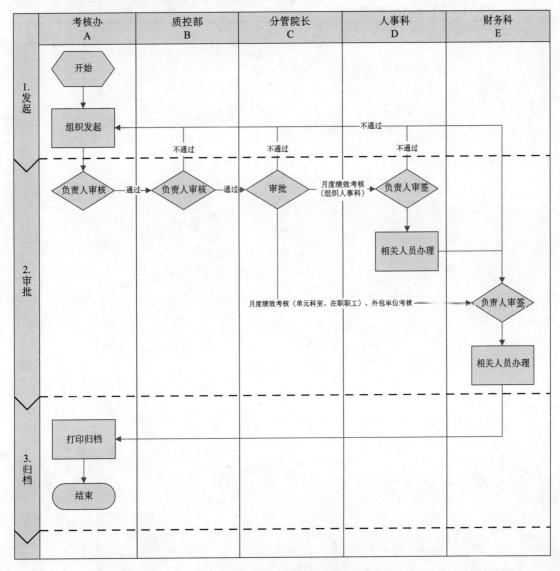

图 4 – 101 考核管理流程

②流程节点简要说明，见表 4 – 117。

表 4 – 117　　　　　　　　**流程节点说明简表**

节点	流程简要说明	输出文件
A1、A2	由考核办组织发起考核，考核结果报考核办负责人审核，重点审核考核的全面性、合规性、合理性，审核完毕报质控部主任审核	考核报表
B2	质控部主任对考核结果的合理合规性进行审核	考核报表
C2	分管院长对考核结果的合规性进行审批	考核报表
D2	返聘人员的月度绩效考核结果报人事科负责人审签后作为月度奖金核算的基础数据	考核报表
E2	单元科室、在职职工及外包单位的月度绩效考核报财务科负责人审签后由相关人员进行处理	考核报表
A3	考核办对考核结果进行打印归档